男人的健康课

——帮你远离泌尿、男科疾病

主编　郭　涛　李学松

人民卫生出版社
·北京·

图书在版编目（CIP）数据

男人的健康课：帮你远离泌尿、男科疾病 / 郭涛，
李学松主编 . -- 北京：人民卫生出版社，2025.5（2025. 7 重印）.
ISBN 978-7-117-37465-1

Ⅰ. R697-49

中国国家版本馆 CIP 数据核字第 2025T8J055 号

人卫智网	www.ipmph.com	医学教育、学术、考试、健康，
		购书智慧智能综合服务平台
人卫官网	www.pmph.com	人卫官方资讯发布平台

男人的健康课
　　——帮你远离泌尿、男科疾病
Nanren de Jiankangke
　　——Bang Ni Yuanli Miniao，Nanke Jibing

主　　编：郭　涛　李学松
出版发行：人民卫生出版社（中继线 010-59780011）
地　　址：北京市朝阳区潘家园南里 19 号
邮　　编：100021
E - mail：pmph @ pmph.com
购书热线：010-59787592　010-59787584　010-65264830
印　　刷：北京盛通印刷股份有限公司
经　　销：新华书店
开　　本：710×1000　1/16　　印张：13
字　　数：199 千字
版　　次：2025 年 5 月第 1 版
印　　次：2025 年 7 月第 2 次印刷
标准书号：ISBN 978-7-117-37465-1
定　　价：78.00 元

打击盗版举报电话：010-59787491　E-mail：WQ @ pmph.com
质量问题联系电话：010-59787234　E-mail：zhiliang @ pmph.com
数字融合服务电话：4001118166　　E-mail：zengzhi @ pmph.com

编写委员会

主　编　郭　涛　长沙市第四医院（湖南师范大学附属长沙医院）
　　　　李学松　北京大学第一医院

副主编　占立君　武汉同济航天城医院
　　　　刘　庆　温州医科大学附属金华医院（金华市人民医院）
　　　　王　欢　岳阳市中心医院
　　　　陈仁宗　天台县人民医院

编　委（按姓氏汉语拼音音序排列）

陈金波　中南大学湘雅医院　　　　　　　万　里　攀钢集团总医院
代晓微　吉林大学第二医院　　　　　　　王　冰　北京市密云区医院
杜俊华　安徽医科大学第一附属医院　　　王　冬　陕西中医药大学附属医院
杜永辉　西安医学院第二附属医院　　　　王东耀　航空总医院
冯圣佳　宁波市杭州湾医院　　　　　　　卫冰冰　无锡市人民医院
胡俊杰　兰溪市人民医院　　　　　　　　吴荣华　陆军军医大学第二附属医院
黄马平　广东省工伤康复医院　　　　　　谢国欧　湖南航天医院（湖南师范大
计成永　深圳市光明区妇幼保健院　　　　　　　　学附属航天医院）
李　健　安徽中科庚玖医院（安徽医　　　徐　辉　承德医学院附属医院
　　　　科大学庚玖临床学院）　　　　　徐国良　河南大学第一附属医院
刘　婷　上海交通大学院附属国家儿　　　徐煜宇　广州医科大学附属第五医院
　　　　童医学中心　　　　　　　　　　殷　杰　常州市武进中医医院
刘发邦　绵阳市第三人民医院（四川　　　于　航　长春市人民医院
　　　　省精神卫生中心）　　　　　　　曾四平　柳州市工人医院
刘义军　内江市中医医院　　　　　　　　张栋邦　青海红十字医院
牛吉瑞　黑龙江省医院　　　　　　　　　张多兵　安徽医科大学附属宿州医院
潘　阳　天津医科大学总医院　　　　　　赵振华　华南理工大学附属第六医院
潘运高　濮阳市油田总医院　　　　　　　　　　　（佛山市南海区人民医院）
宋光烨　云南中医药大学第三附属　　　　郑　征　凤台县中医院
　　　　医院　　　　　　　　　　　　　周　鹏　杭州市第三人民医院
宋小飞　复旦大学附属闵行医院　　　　　周卫东　衡水市人民医院
谭小东　成都市新都区第三人民医院　　　邹　林　新化县人民医院

插图绘制　张秀敏　李乐勇

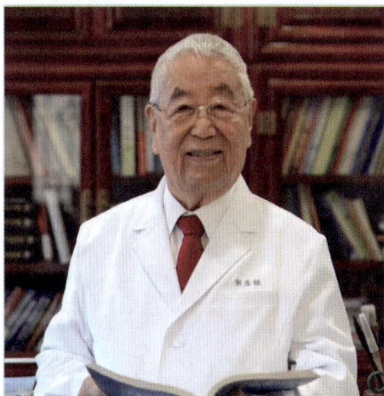

我国现代男科事业走过了数十年的发展之路,大家也逐渐开始重视男性健康问题。郭涛教授和李学松教授主编了《男人的健康课——帮你远离泌尿、男科疾病》一书,两位学者邀请我为该书作序,欣然提笔。

我从医 60 多年,早年间,我们的医疗技术还不发达,医学科普工作也没有广泛开展,使得百姓对疾病的认识不足,很多患者来就诊时已错过了最佳的治疗时机,我还遇到很多听信民间不科学甚至迷信的治病方法而导致病情延误的病例。医学科普就是医生站出来讲故事,讲故事就要让大家都能听懂,都能收获医学知识。医学科普可以提升大家对疾病的认识,同时可以作为医患沟通的纽带。男性健康水平的提高任重道远,需要全社会共同关注。

郭涛教授和李学松教授主编的这本书生动有趣、内容翔实,涵盖了泌尿、男科诸多常见问题,同时对这些问题一一解答,通过浅显易懂的文字、幽默风趣的插画,将高深难懂的医学知识呈现出来,通过许多医生的诊疗故事告诉大家如何发现自身疾病。本书的编写工作汇集全国各地的泌尿、男科医生,大家不辞辛苦,认真编写,为泌尿、男科疾病防治知识的传播贡献了力量,这也是我倡导的"爱祖国、爱集体、爱专业、爱病人"的缩影。

希望这本书能够帮助更多的读者朋友。

中国工程院院士 郭应禄

2025 年 3 月

MEN's
HEALTH
EDUCATION

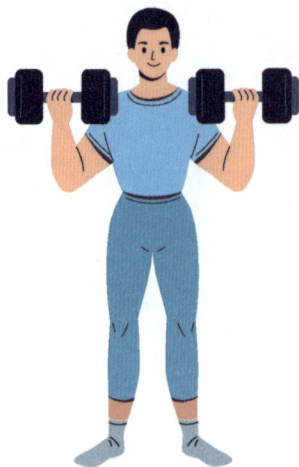

前言

近年来泌尿外科医生学习联盟备受国内医生的关注和推崇，他们推出的公众号文章对提高中青年泌尿外科医生基础理论知识、手术技巧，起到了至关重要的作用。"以大带小"的模式使上级医院医生与基层医生紧密联系，加速推进泌尿外科医生整体诊疗水平的提升。"没有全民健康，就没有全面小康"，现代医学模式正从以治病为中心向以健康为中心转变，这使得医学科普成为医生的重要工作。在泌尿外科医生日常工作中，几乎每天都有大量男性患者因泌尿问题来咨询。有限的门诊时间或部分患者医学知识匮乏使得有效沟通变得很困难，我们也察觉到大众对获得帮助的迫切期望，如对输尿管狭窄治疗的困惑，对前列腺炎反复发作的焦虑，对血精、血尿等现象的茫然，等等，都证明了泌尿外科及男科的科普宣传工作任重而道远。

本书语言浅显易懂，图文并茂，通过描述典型案例，以风趣幽默的方式向读者讲述了泌尿、男科常见疾病及热点话题。全书共四章，涵盖泌尿外科疾病科普、男科疾病科普、性知识科普、生殖医学科普。

本书从策划、撰写、修改到出版，得到了中国工程院郭应禄院士的大力支持并欣然作序，在此表示衷心感谢。同时感谢参与本书编写的各位泌尿外科医生、学习联盟的通讯编委，感谢你们为本书编写奉献的智慧、经验和时间。

由于编者水平有限，编写时间紧迫，难免会有疏漏之处，诚恳希望各位同道和读者批评指正，以便修正和完善。

衷心希望您能喜欢这本《男人的健康课——帮你远离泌尿、男科疾病》！

编者

2025 年 5 月

男人_的健康课
——帮你远离
泌尿、男科疾病

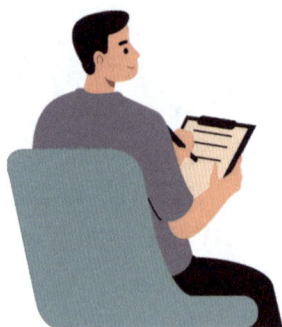

目录

1

第一章

泌尿系统疾病那些事儿 1

2

第二章

男科疾病那些事儿 49

3 第三章
性知识知多少 123

4

第四章

关于生殖医学　165

男人的

健康课
——帮你远离
泌尿、男科疾病

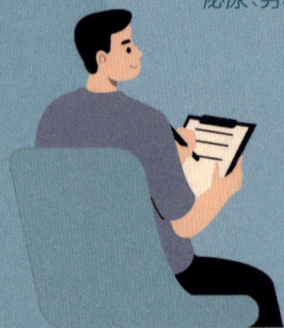

MEN's
HEALTH
CLASS

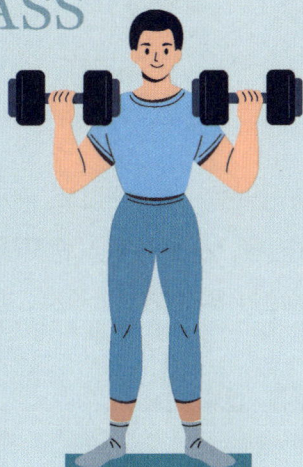

1

第一章

泌尿系统疾病
那些事儿

第一节

小结石大"能量"，
泌尿系结石的前世今生

夏天的某一个晚上，我的邻居小王半夜突然被"痛醒"，伴大汗淋漓、恶心呕吐，赶紧到医院检查，发现原来是"输尿管结石"惹的祸。小王及家人满腹疑惑："好端端的壮汉，怎么突然就生病了呢？还痛得满地打滚，他才 30 多岁。这结石是哪来的？是什么时候长的呀？"

虽然输尿管结石不大，但是即使再强壮的男子汉，也惧怕。

一、输尿管结石是如何形成的，来自哪里

输尿管结石通常生长于肾脏（俗称"腰子"），确切部位是肾脏集合系统，早期是结晶，逐渐长大，像油菜籽、绿豆、黄豆、花生粒、蚕豆等。若是比花生粒小的结石掉到输尿管里，人们就会突然感觉疼痛，误认为自己这时才得病了。

医学上按结石停留在人体泌尿系统的不同部位，分别称为肾结石、输尿管结石、膀胱结石和尿道结石，统称为尿石症。目前还是不能完全明确泌尿系结

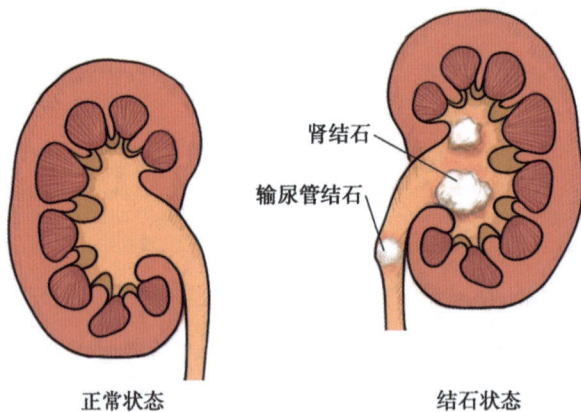

正常状态　　　　　　　结石状态

石详细的成石过程及机制。我们发现泌尿系结石特别青睐长期不愿喝水、小便量偏少、在高温环境中工作的人群，尤其是 30~50 岁男性。

二、泌尿系结石到底有哪些危害，大部分患者预后如何

剧烈疼痛，尿频、尿急、尿痛和血尿是泌尿系结石患者的常见症状。肾结石掉进输尿管里，排出的过程有难有易，就像女人生宝宝，需要经历一番磨难。结石排出困难的时候患者通常需要住院，因为输尿管天生就有三个狭窄，分别为输尿管与肾盂移行处、输尿管与髂血管交叉处、输尿管穿过膀胱壁处，结石常容易卡在这三个部位。这三个部位输尿管直径只有 2~3 毫米，少部分人可能更狭窄，这三个狭窄正好是医学划分输尿管上段、中段、下段的标志。

由于支配泌尿系统和胃肠道的神经有些是相同的，所以泌尿系出现病变，就会牵连患者的胃肠，出现呕吐、恶心、肛门坠胀等症状。

结石在输尿管里被卡住的时候，同侧的尿液就被堵在肾脏里，形成肾积水，积水越多，对肾功能的影响就越大。"流水不腐，户枢不蠹"，梗阻尿液里的细菌可能逆流进入血液，进而到达全身各个器官，使细菌大量繁殖，破坏力更大，医学上称为尿脓毒血症，患者常出现畏寒、高热等症状，进 步发展会造成血压下降等更严重的感染性休克表现，甚至出现全身多器官衰竭，危及生命。

若是肾积水长期没有解决，被梗阻的肾脏会越来越薄，甚至发生囊样改变，肾就丧失了功能，最后可能需要切除没有功能的肾。如果输尿管结石停在同一个部位超过 8 周，可能会和所贴附的输尿管粘连，或在局部形成炎性肉芽包裹结石，该处输尿管也会形成瘢痕疙瘩，引起输尿管狭窄。

以上是输尿管结石引起的常见危害，但是只要及时医治，绝大多数患者会顺利康复。此外，有些输尿管结石患者自然排石比较容易，输尿管结石的直径在 6 毫米以内者，若无明显感染、结石以下的输尿管通畅，结石较光滑、瘦小，排出体外的可能性就比较大，同时最好在不出现持续性疼痛、发热等情况下进行排石观察等待。当然，如果采取扩张输尿管、对症和排石类中药辅助治疗，效果会更明显。若没有留意到输尿管结石是否随尿液排出，建议 1 个月内复查，进一步确认输尿管结石是否排出体外。

三、泌尿系结石该如何治疗,有哪些治疗方法

从 20 世纪 80 年代开始,在我国和部分发达国家,泌尿系结石的治疗以微创手术为主,几乎不再采用传统的开刀手术。微创技术 "三驾马车" 分别是体外冲击波碎石术、经输尿管镜碎石术、经皮肾镜取石术。

1. **体外冲击波碎石术** 适应证:直径 <2 厘米的肾结石、直径 ≤ 1 厘米的输尿管结石(患侧肾功能良好)、直径 <3 厘米的膀胱结石(尿道无狭窄及梗阻)。优点:该技术为非侵入性操作,患者可以随治随走,医疗费用不高。缺点:在排石过程中可能短期内会有大量大小不等的碎石迅速移动,进而在输尿管里形成石街,甚至需要第二次、第三次碎石,甚至有可能因碎石失败而转做经输尿管镜碎石术;碎石时可能出现肾破裂、肾周血肿等情况。

2. **经输尿管镜碎石术** 经输尿管软镜碎石术适应证:直径 <2 厘米的上尿路结石,伴有输尿管扭曲,硬镜不能到达结石部位的患者,极度肥胖的患者等。经输尿管硬镜碎石术适应证:输尿管中、下段结石;体外冲击波碎石术治疗失败的输尿管上段结石;体外冲击波碎石术治疗后形成 "石街";结石并发可疑的尿路上皮肿瘤;停留时间较长的嵌顿性结石,体外冲击波碎石术操作困难等情况。优点:创伤小、恢复快。缺点:需要微创手术耗材,费用相对较高。

3. **经皮肾镜取石术** 适应证:所有需手术干预的肾结石,包括直径 ≥ 2 厘米的肾结石、体外冲击波碎石术及经输尿管软镜碎石术治疗失败的肾结石、孤立肾合并结石等。优点:创伤小、恢复快。缺点:有伤口,风险相对较大,需要微创手术耗材,费用相对较高。

四、输尿管结石的类型

从病因来看,输尿管结石可分为代谢性结石、感染性结石、遗传性结石、药物性结石、特发性结石。按结石晶体成分,输尿管结石可分为含钙结石和非含钙结石,其中含钙结石包括草酸钙结石、磷酸钙 / 碳酸磷灰石、碳酸钙结石,非含钙结石包括胱氨酸结石、黄嘌呤结石、尿酸 / 尿酸盐结石、磷酸镁铵结石、基质结石 / 纤维素结石。单就每一个结石来说,就像树叶一样,都是独一无二的。

五、如何预防泌尿系结石复发

进行结石成分分析,寻找结石病因,对于预防结石复发有重要指导意义。其他简单易行的措施如下。首先,养成良好的饮食及生活习惯,保持每天尿量在 2 000~3 000 毫升,可以减少一半患者结石复发。其次,要早期检查,建议结石患者每年做一次体检,如泌尿系彩色多普勒超声检查(简称"彩超")、计算机断层扫描(CT),早期、及时发现结石并进行干预,让结石无处可逃。

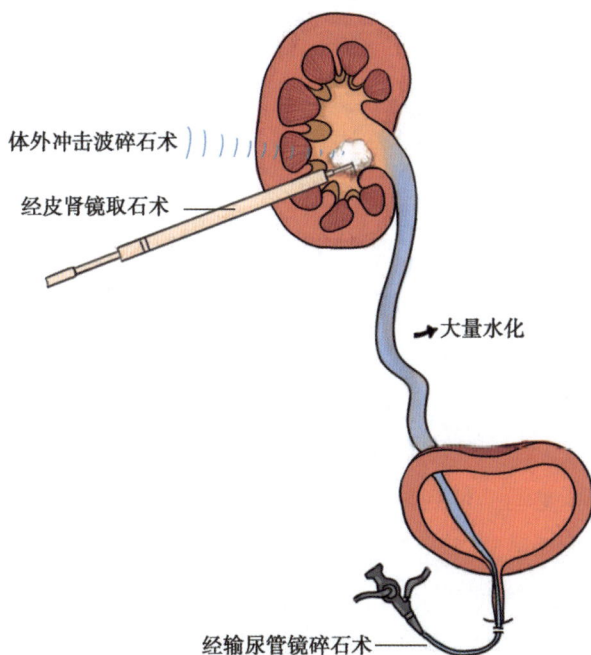

微创技术多管齐下,泌尿系结石再也没有机会长大。

(谭小东)

第二节
结石小课堂
之古龙的七种武器

八月十九，霾。宜沐浴，不宜出行，长发。

晨雾惨白的阳光，消瘦青年茕茕孑立，黑麻短衫，薄底草鞋，满头乱发披散在肩上，冰冷的气息好似封印了周边的行人，不敢上前。青石街上静谧无声，他就那么笔直地站在那里，仿佛世间没有任何事情能让他摧眉折腰。

虎躯一震，青年感到身上凛凛的寒意，不由得叹了口气。这个症状已然两天，也是他从家乡一路奔波到此的缘由。难受的时候，他就喝点儿酒。本以为酒是一种让人快乐的液体，长大后才明白酒如蜗牛身上的壳，可以让自己躲避进去。就算别人一脚踩下去，自己也可以看不见。

前方医院门诊大楼上几个大字的阴影盖住了他的脸，神色仿佛也松懈了一些。江湖传闻的七种武器都藏于此处，件件精妙无比，令人不可思议。有幸见识过的却描绘不出它们的美丽，记得的只有它们强大的威力。"也许集齐七颗龙珠，就能召唤神龙吧。"他自嘲说道。

走进大厅，抬眼望向墙上的门诊告示，周一大多是专家坐诊。

青年纵身跃起，眼见气力已竭，左脚踩在右脚上又生生拔高了一尺，稳稳地站在二楼泌尿外科门诊前，一副飞扬飘逸之色。或许活动过猛，腰部突然一阵绞痛，忍不住惨叫出来。青年脸色微红，赶紧推门走了进去。

"你来了。"

"我来了。"

"你应该早点儿来。"

"哼，难道还有什么区别不成？"

"唉，你来得太迟了。"

"什么？你是说，我已无药可治！"

"不是，我是说我们快下班了。"

一段尴尬的寂静……

"你叫什么名字？"

"我姓白，母亲姓何，出生那天父亲刚好从外面买了一捧百合。"

"所以你叫白百何？"

"不，我叫白一捧。"

"听说医院已集齐七种武器，请教传闻是否为真？"

主任略感惊讶，"哦，你居然也知道七种武器。你且说说看，排名第一的是何种武器？"

一、孔雀双飞敞画屏，锦花茵上舞娉婷

"天上白玉京，五楼十二城。仙人抚我顶，结发受长生……这江湖排名第一的自然是长生剑。"

主任微微一笑，"错了。世上绝没有任何一种暗器能比孔雀翎更可怕，也绝没有任何一种暗器能比孔雀翎更美丽。你看孔雀翎的故事说的其实就是信心。影像、超声两科射线扫描如同孔雀开屏，任何疾患都无从遁形，这是临床医生的最大支持和信心，所以我认为孔雀翎排名第一。"

二、借问路傍名利客，何如此处学长生

青年点了点头，"那排名第二的武器呢？"

"排名第二的武器为长生剑。剑属短兵器，称为'百兵之君'，击刺足可透甲。用它来做经皮肾镜取石术，只需要在肾上穿刺出一个通道，就能治疗肾积脓或肾结石。"

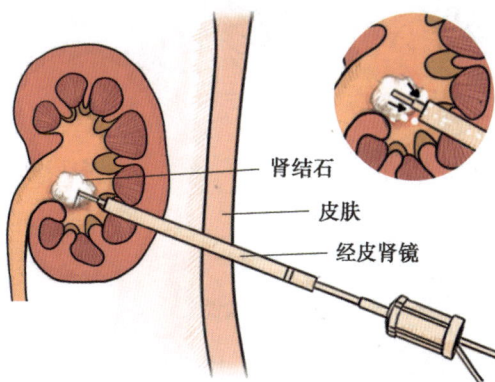

肾结石
皮肤
经皮肾镜

经皮肾镜取石术

三、空雕碧玉为如意，浪结文绡作系心

主任谈到自己的专业，不由得如贯口般滔滔不绝。"第三名武器是碧玉刀。刀又号称'百兵之帅'，腹腔镜治疗输尿管上段结石，只需要用刀切 3 个 1 厘米左右的小口，再由三名外科医生完成操作。恰巧麻醉医生加器械、巡回护士又是三人，彼此配合无间，可谓道生一，一生二，二生三，三生万物。"

四、不杀沛公岂云误，此事却有霸王度

"第四名是霸王枪，代表硬性输尿管镜。寓意勇气，宁可直中取，不可屈中求。用来治疗输尿管中下段结石，一气呵成。虽千万人，吾往矣。"

五、相恨不如潮有信，相思始觉海非深

"第五名是多情环，是可弯曲成环的软性输尿管镜，书中寓意仇恨。彼岸花，开一千年，落一千年，花叶永不相见。情不为因果，缘注定生死。不像很多器械面对肾结石如彼岸花般隔河兴叹，软性输尿管镜能保持对结石的仇恨，追到结石的发源地，在肾脏里完全粉碎结石。"

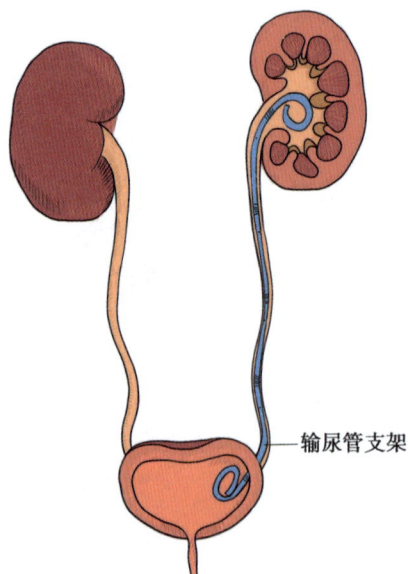

六、薄情自古多离别，丁香穿丝同心结

"第六名是离别钩，它是两头弯钩的支架管，在很多结石手术中都需要使用。它的宿命只是在体内留存一段时间，然后就会被拔离丢弃。佛云人生八苦之爱别离，求不得。如同早已明白没有结果的爱情，你无从知晓深爱后别离比较遗憾，还是不去爱更加遗憾。"

青年听完默然不语，半晌抬起头来，沙

输尿管支架

哑的声音打破诊室的寂静，"那最后一种武器呢？"

七、纵有相思泪未干，索把拳头揾君憨

"没有武器就是有武器，有武器就是没有武器。"主任缓缓地举起了自己的双手，然后屈握成拳。

青年大喜，"我知道了，是拳头，专爱找人打架的小马。"

"这最后一种武器，是外科医生的手。它既可以单用，"大慈大悲千叶手变幻，一手为掌，一手为拳，瞬移到青年身边，做了一个标准的肾区叩诊。青年脸上刚闪过一丝痛苦之色，主任又瞬间回到办公桌旁，仿佛未曾动过，只有衣襟在轻轻摆动。

"还可以联合上面的各种武器，解决患者的疾病。你有腰部疼痛，寒战病史，肾区又有叩痛，根据我多年的经验，应该是结石梗阻造成的感染。速去做个彩超，我好给你治疗。"

青年不敢再用轻功，赶紧起身上楼。主任缓缓踱出，刚入科的年轻医生一直跟在门诊修行，上前一步说道："师傅，下班的时间到了。"

主任转身，面色一正"不急不急，武侠是成年人的童话，你们却是我院的未来。你先写写医院等级评审要的各种台账，等患者检查结果回来，正好我再教你几招天山折梅手，下星期科室业务学习要用。"

这正是：无根浮萍，江湖远，任意飘荡。邀明月，痛饮狂歌，形骸放浪。思山思水思红袖，笑天笑地笑痴狂。策马雕鞍顾盼，梦中有酒盈樽。翻武侠古金温梁，叹世事古今温凉。欲知后来如何，且听下回分解。

（李健）

第三节

警惕肾脏的"隐性杀手"
——输尿管的独白

一、临床小故事

今年 35 岁的惠州程序员小张，这几天一筹莫展，无可奈何，缘于一年前做了右侧输尿管结石手术，结果今年体检发现右侧肾积水加重，肾皮质萎缩。"我今年才 35 岁，孩子才 2 岁，上有老，下有小，肾怎么说没就没了呢？"小张带着郁闷和些许气愤的语气说道。我们来听听小张令人惋惜的故事，1 年前有一次他腰痛不适，检查发现右侧输尿管结石，在当地医院进行右侧肾输尿管镜碎石术，做完医生让他留置输尿管支架管 3 个月，此后拔除支架管后便未进行复查。起初小张腰部有些酸胀，以为是过度劳累、"肾虚"所致，由于症状不甚明显，工作繁忙的小张便没去理会。日复一日，直到今年公司体检，小张的彩色多普勒超声检查（简称"彩超"）结果显示右肾重度积水，右肾皮质菲薄，肾图发现右肾肾小球滤过率 <8mL/min（右肾无功能），已经达到切除标准。用这样一个真实的例子告诉大家，结石术后复查很重要，不然肾坏了都不知道。"肾脏诚可贵，复查价更高"！下面这段是输尿管的独白！

二、输尿管的独白

（一）我的任务

大家好，我是输尿管，我日常主要从事下水道运输工作，运输肾脏兄弟加工的生活污水——尿液至污水集中池。工作就是这么平凡和单一，但是天生我材必有用，要是少了我，或者我生病了，你会很麻烦的。也许因为我性格温柔，会让你有温水煮青蛙的错觉，将肾脏扼杀于无形之中。

（二）输尿管变窄的原因

跟大家讲讲我的常见病——输尿管狭窄，起病常在手术或者遭遇外伤后，最多见于妇科相关手术后，据统计这类情况占比不低于 70%，这些手术经常把我烫伤、夹伤，泌尿系相关手术引起的狭窄并不多。另一个原因就是其他兄弟器官得肿瘤后接受放射治疗（简称"放疗"）、化学治疗（简称"化疗"），它们引起我收缩狭窄。以上这些就是我生病的常见原因。希望你能重视起来，保护我，让我更好地工作。

我生病了一般会有什么不舒服呢？不得不说，我算是个慢性子，所以即便不舒服，我也不会急着表达出来，有时候会表现为腰部酸胀，让你自以为是肾虚，有时候会表现为尿少、恶心、呕吐等症状，但还有很多时候我默不作声，等你发现我生病的时候，往往上游产业早已停工歇业——肾脏坏了。

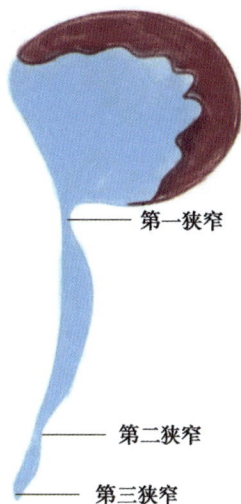

输尿管狭窄

第一狭窄

第二狭窄

第三狭窄

（三）如何治疗输尿管狭窄

输尿管狭窄可防可治，早发现病因是关键。输尿管狭窄可采用输尿管狭窄球囊扩张术、输尿管支架置入术、输尿管成形术、输尿管膀胱再植术、组织替代输尿管等一系列微创方法治疗。简单来说，输尿管狭窄球囊扩张术就是高压球囊把输尿管的狭窄撑开；输尿管支架植入术，就是将支架放在输尿管狭窄部位撑着，尿液可从支架内流出，目前有各种型号、不同材质的支架；输尿管成形术就好比袖子中间窄了，我们剪掉窄的这部分，头尾再连接起来；组织替代就是拿身体的其他组织来替代输尿管，恢复输尿管的连续性和通畅性。

三、总结

总而言之，我很普通，但是我很重要，你千万要保护好我，一旦我受伤了，我就会发飙，给你制造麻烦。

（徐煜宇）

第四节
输尿管支架
的自述

输尿管支架管

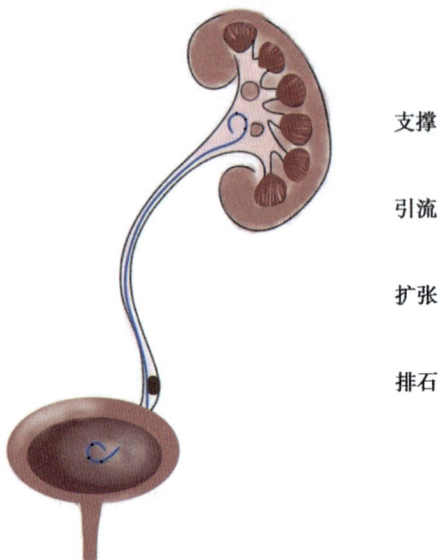

支撑

引流

扩张

排石

一、支架家族使用情况

36 岁的小伙儿做了输尿管镜手术,术中发现输尿管狭窄,留置 F6 输尿管支架 1 根,2 个月后拔除,输尿管镜检查发现输尿管狭窄明显变宽。53 岁的刘阿姨输尿管狭窄反复发作,经过评估,实施了金属覆膜支架置入术,术后 2 个月复查,覆膜支架完全展开。68 岁的王奶奶罹患宫颈癌晚期,放疗后双侧输尿管长段狭窄,经过综合评估,予以成功留置双侧梅莫凯斯金属温控支架,解决了肌酐升高问题。

二、家族成员介绍

大家好！以上给大家介绍的，就是输尿管支架大家庭的成员，有数十种甚至几十种，下面介绍几个支架管代表，分别为双 J 管、金属覆膜支架管、温控金属支架。我们虽然形状、身材、长短和材质各不相同，但我们这个家族的使命却是唯一的，就是保持输尿管通畅，保证尿液顺利排至膀胱，保护您的肾脏！仔细来讲，我们的作用有以下几方面。

(一) 引流尿液

我们除了是个中空结构外，还有很多侧孔，这样设计只为了让我们可以更好地引流。将我们的一端放入肾盂内，另一端留置在膀胱，这样就可以将肾盂内的尿液通过输尿管支架管充分地引流进入膀胱，对于输尿管疾病术后恢复是有很大帮助的。

(二) 支撑和扩张输尿管

在输尿管相关手术后，患者出现炎性水肿、息肉形成等情况下，输尿管支架可以支撑输尿管，帮助输尿管黏膜修复。对于先天性或后天性的输尿管狭窄患者，均可采用大口径支架进行支撑引流。

(三) 利于排石

结石术后的患者，由于大的结石被打碎，它们就像挤公交车一样，容易塞在输尿管，有我(输尿管支架)的存在就可以维持秩序，防止插队，让它们有序排出，这样更有效且能避免阻塞。

三、特别嘉宾

(一) 双 J 管

首先介绍的家族成员是双 J 管。因为它头尾两端都是弯弯的，所以大家常称它为猪尾巴管。双 J 管在体内一端位于肾脏内，一端位于膀胱内，常被用于结石术后或者输尿管相关手术后。主体放置于输尿管内，两端分别位于肾脏和膀胱内，支撑输尿管的同时,连通肾脏及膀胱,维持支架管不脱落的同时保证尿液运输通畅。

(二) 金属覆膜支架

第二位出场的是金属覆膜支架,它由镍钛合金骨架和聚氨酯覆膜制成,特点是支架支撑强度大,适合输尿管狭窄严重的患者,支架表面还带有覆膜,可有效防止息肉长入支架。

(三) 温控金属支架

第三位是温控金属支架,它的最大特点是随温度变化而变化,支架为记忆合金,可发生形变,温度低则变软,温度高则塑形形变,达到长期支撑输尿管的作用。

四、我的一些习性和处理方法

(一) 留置支架家族后患者的一些不适症状

以上就是我们家族几个代表的简介,但我们留置体内期间,患者或多或少会感觉不舒服,比如我们在膀胱端弯弯的管会摩擦膀胱壁导致尿频、尿急、尿痛及下腹部胀痛;用力排尿时尿液会通过我们反流至肾脏引起腰胀、腰痛;我们留在体内时间太长也会引起炎症、感染和发热;患者如果活动太剧烈,我们跟输尿管摩擦会导致血尿等。

(二) 处理方法

上述症状很常见,一般在静养、饮水后就可以缓解。无须特殊处理,患者大可不必过于惊慌。为减少我跟您共处时可能带来的不愉快,您可以这样做。

1. 适当多饮水,勿憋尿 建议每天饮水 1 500 毫升以上,有助于稀释尿液,促进引流和冲洗,并预防尿路感染及结石形成。要多吃蔬菜、水果等,保持大便通畅。憋尿会导致膀胱内尿液蓄积和反流,可导致腰痛,另外,小便不应过度用力。

2. 避免剧烈运动 过度运动会导致我们(输尿管支架)和输尿管黏膜过度摩擦,从而加重血尿,甚至会导致我们移位和脱落。

(徐煜宇)

第五节
双 J 管,
你应该知道的事

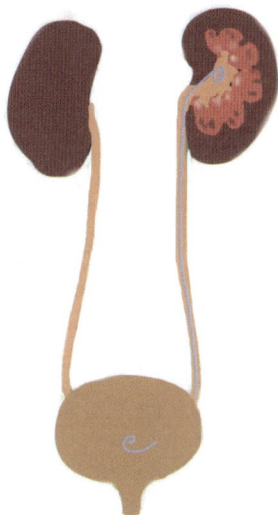

输尿管支架管

李先生是一位职场精英,平时工作忙的时候,连喝水都没时间,这不,时间一久,就得了输尿管结石。2 周前他接受了经尿道输尿管镜激光碎石术治疗,手术非常成功,结石全部清除干净了,术中留置了 1 条双 J 管。虽然医生在手术前和出院前都跟他介绍过为什么要留置这条双 J 管和留置双 J 管可能会出现哪些情况,但是这几天李先生感觉膀胱区有点儿不适,排尿也有点儿微红,心里还是十分担心。于是,李先生挂了泌尿外科的门诊号,敲开了诊室的门,接诊的赵医生向他详细科普了一下关于双 J 管的那些事儿。

一、双 J 管是什么

双 J 管是泌尿系统手术后根据需要留置的一种引流管道,因其两端弯曲,形状似字母 J,故名双 J 管,也叫输尿管内支架。

二、双 J 管放在哪里

双 J 管有两端,头端位于肾脏(多位于肾盂),尾端位于膀胱,中间的管体位于整个输尿管管腔内。

三、做哪些手术需要放置双 J 管

所有的上尿路结石手术,包括肾结石、输尿管结石手术(开放手术或微创手术)以及肾盂或输尿管成形手术或内镜下输尿管狭窄扩张手术等,都需要放置双 J 管。

四、双 J 管有什么作用,为什么要放置双 J 管

放置双 J 管的作用主要有以下几方面。

1. 引流肾积水　肾结石、输尿管结石及肾盂输尿管连接部狭窄等疾病,往往会造成肾积水,术后放置双 J 管可将肾积水引流至膀胱,再经尿道排出体外,从而保护肾功能。

2. 支撑输尿管管腔　输尿管手术后,患者常会出现输尿管管壁黏膜水肿、充血,甚至出现血块形成以及术后碎小结石堵塞输尿管的情况,这些都会导致急性肾绞痛发作。此时,放置双 J 管可以支撑输尿管管腔,从而防止血块或碎小结石堵塞输尿管管腔导致肾绞痛发作。

3. 预防或治疗输尿管狭窄　输尿管手术后,可以通过留置双 J 管,使狭窄段扩张,让原先已有的输尿管狭窄得到治疗,也可以通过留置双 J 管来预防因结石在输尿管内嵌顿时间太久导致的输尿管炎性狭窄。

五、留置双 J 管期间患者能正常工作吗,会不会带来不舒服

留置双 J 管期间,患者可能出现一些轻微的腰痛,膀胱区胀痛,尿频、尿急、尿痛,轻微肉眼血尿等症状,但大多是轻微的、可以耐受的。

这是因为患者在弯腰或活动时,双 J 管的位置反向移动,导致肾盂、输尿管、膀胱等黏膜受到牵拉和轻微擦伤所致,一般不影响正常工作,但患者应避免从事重体力劳动并避免剧烈运动,以减少腰部活动,减少双 J 管移位带来的不适症状。

六、出现留置双 J 管的不适症状,该怎么处理

出现上述轻微的不适症状,多可耐受,可通过多饮水、减少活动来减轻症状。如果腰部或膀胱区胀痛较明显,或尿频、尿急、尿痛较严重,或尿色较鲜红,则建议患者立即就医进一步治疗,一般需要药物治疗,或必要时可提前拔除双 J 管。

七、双 J 管放置多久能拔除

双 J 管留置的时间长短需要根据患者的手术方式来定,如果为肾结石或输尿管结石手术,一般为 2~4 周;如果为肾盂或输尿管狭窄成形手术,一般为 1~3 个月。

李先生听完赵医生耐心、详细的科普后,对双 J 管有了全面和深入的了解,对自己身体的一些轻微不适也放心了许多。于是,他拿着赵医生给他开的处方,去药房拿了药,回家吃了几天,不适症状就逐渐消失了,他又马力全开,投入到紧张的工作中去了。

(赵振华)

听说膀胱镜检查很痛苦，可以不做吗

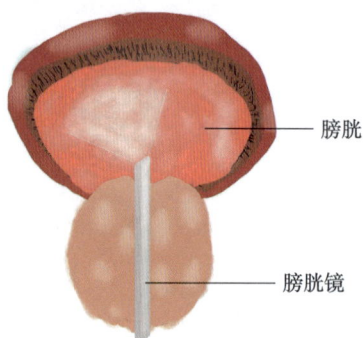

膀胱

膀胱镜

泌尿外科医生的回答一定是：不可以！

有些患者觉得膀胱不舒服，不明原因的尿频、血尿或者体检时彩超发现膀胱内有肿物或者有异常，去医院就诊，结果医生告知最好做膀胱镜检查，但是很多人对这种检查方式不够了解，没有心理准备，甚至有恐惧心理。

您看今天来的这位李大爷，间断性、无痛性肉眼血尿1个月，多次因膀胱憋尿量不够导致泌尿系统彩超检查失败，被告知需要进行膀胱镜检查。可李大爷对疼痛刺激异常敏感，对进行膀胱镜检查感到恐惧，央求医生可不可以不做这个检查，有没有其他可代替的检查。

通常意义上的膀胱镜检查，多指硬性膀胱镜检查，它可以直视下观察膀胱及尿道内的病变，并可以进一步取病变组织进行活体组织检查（简称"活检"），是泌尿外科疾病不可替代的重要检查手段。当然，普通硬性膀胱镜检查肯定会有一定的不适感，但算是在可耐受范围内，患者无须担惊受怕，毕竟该做的检查还得要做。

下面我们一起来了解一下泌尿外科最常用的一种检查方式——膀胱镜检查。

一、什么是膀胱镜检查

膀胱镜是泌尿外科常见的一种检查仪器，与支气管镜、胃镜、肠镜类似，是内镜的一种，其主要作用是观察人体内膀胱的情况，以更好地诊断疾病，实现患者治疗的更佳效果。

膀胱镜检查是指将膀胱镜经尿道外口插入膀胱以直接观察膀胱和尿道内病变的情况，对疾病形成直观的了解。如果膀胱内有病变，还可以钳取活体组织进行病理学检测，为疾病性质的判断提供重要的科学依据，为进一步的治疗提供方向性指导。

膀胱镜检查也可向输尿管口插入输尿管导管分别收集双侧肾盂尿，以及进行逆行性泌尿系统造影，使肾盂和输尿管的影像更为清晰。这为泌尿系统疾病的诊断和治疗提供重要依据。

二、哪些情况需要做膀胱镜检查

需要经膀胱镜实施某种治疗措施，如：①膀胱异物取出；②双J管置入及拔出；③查找血尿来源及原因；④需要观察膀胱内部病变或进行活体组织检查；⑤收集肾盂尿检查及逆行肾盂造影者；⑥经过各种检查不能确诊的肾脏、输尿管、膀胱及后尿道疾病。

三、哪些人不建议做膀胱镜检查

1. 泌尿生殖系统感染的急性期患者，如急性尿道炎、膀胱炎、急性前列腺炎、附睾炎等，进行膀胱镜检查可导致患者的炎症扩散，而且膀胱急性炎症充血导致病变分辨不清。

2. 膀胱容积过小，容积在50毫升以下者，进行膀胱镜检查容易导致膀胱破裂。

3. 包茎、重度前列腺增生、先天性尿道畸形、尿道狭窄或尿道内结石嵌顿等，导致膀胱镜无法插入膀胱者。

4. 肾功能严重减退、高血压且心功能不全者;病情危重、恶性高血压、严重的心脏病患者。

5. 距前一次膀胱镜检查不足 1 周者;患全身出血性疾病及感染性疾病者。

6. 骨关节畸形不能采取截石位者。

7. 女性月经期及妊娠 3 个月以上者。

四、膀胱镜检查后应注意什么

1. 注意观察患者血尿情况,如无血尿,可在检查后正常活动,同时注意是否能排尿,必要时给予导尿处理。

2. 部分患者有尿道疼痛不适,尤其在排尿时明显,出现轻微血尿或尿道口少量出血,一般 3~4 天逐渐消失,不需要做任何特殊治疗。

3. 如果疼痛明显,给予解痉镇痛药以缓解患者的疼痛。检查后多饮水,以利于尿道冲洗。

4. 检查后 2 周禁止性生活。

目前大多数膀胱镜检查在表面麻醉下完成,患者不会承受很大痛苦。

随着医疗技术的发展,软性膀胱镜的应用、无痛技术与膀胱镜检查相结合,可通过对患者实施静脉麻醉来完成检查全过程,以达到精准、无痛的目的。

经过医生的讲解后,李大爷消除了顾虑,选择静脉复合麻醉下膀胱镜检查。

(于航)

第七节

膀胱内也有"蛋"

一日我在泌尿外科门诊接诊了一位 11 岁男童小凯(化名),小凯来自偏远山村,生活条件差,面黄肌瘦,因连续出现尿频、尿痛、血尿及间歇性排尿前来就诊。据其父母描述,近 1 年来小凯一直出现尿频、尿痛、血尿及间歇性排尿,跳一下或改变体位才能再次排尿,且饮水量少。多次就诊村医诊断为尿道炎,给予口服抗炎药物(具体用药不详)治疗后仍无好转,父母苦恼不已。随着症状的持续,父母也经常忍不住责怪小凯,小凯逐渐自卑起来,不爱说话,自己忍受痛苦,父母很紧张,就带小凯前来就诊。

经过询问病史,了解到小凯常常伴有下腹部异物感,触摸质硬,我们诊断为膀胱结石、尿路感染,并进行了泌尿系统彩超及尿常规检查,检查结果支持了我们的诊断。

那么膀胱结石是怎么得的呢? 又该如何诊疗呢? 下面我们来聊一聊令人烦恼的膀胱结石!

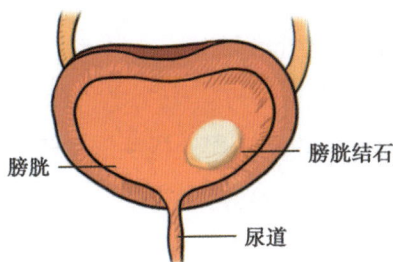

一、什么是膀胱结石

膀胱结石,顾名思义就是指在膀胱内的结石,可分为原发性膀胱结石和继发性膀胱结石。原发性膀胱结石是指在膀胱内形成的结石,多由于营养不良引起,多发于儿童。但随着我国社会经济的不断发展,儿童膀胱结石的发病目前已呈下降趋势。继发性膀胱结石是指来源于上尿路或继发于下尿路梗阻、感染、膀胱异物或神经源性膀胱等因素而形成的膀胱结石。在经济发达地区,膀胱结石主要发生于老年男性,且多伴有前列腺增生症或尿道狭窄,在泌尿外科临床中继发性膀胱结石多见。

二、膀胱结石的病因

原发性膀胱结石多见于发展落后的偏远地区,患者发病因营养不良。继发性膀胱结石多因下尿路梗阻、感染、膀胱异物、代谢性疾病等引起,下尿路梗阻如前列腺增生、尿道狭窄、膀胱颈部肿瘤等,均可因尿液滞留诱发膀胱结石形成。膀胱内异物如导管、缝线等,可作为成石核心促进结石形成。此外,在埃及血吸虫病流行地区可见以虫卵为核心的膀胱结石,临床上主要表现为疼痛和血尿,与结石部位、大小、活动与否及有无并发症等因素有关。

三、膀胱结石的诊疗成本

1. 检查成本　一般可通过膀胱区的 X 线片,泌尿系统彩超、计算机断层扫描(CT)及膀胱镜检查明确诊断,检查成本不高。

2. 治疗成本　因采取的术式不同,费用也不同。

每种疾病的诊疗均需要一定的时间及费用,而原发性膀胱结石的诊断及治疗并不复杂,故其总体诊疗成本在泌尿外科疾病中并不算高,一般患者都可接受,且目前大部分费用被基本医疗保险覆盖,对于偏远山区的贫困人群有救治补贴,个人需要支付的费用较少。

四、膀胱结石的治疗

膀胱结石可行经尿道途径碎石术或传统的耻骨上膀胱切开取石术。较大的膀胱结石目前主流手术方式是经尿道膀胱镜激光碎石术,创伤小,患者术后恢复快,住院时间短;巨大的膀胱结石(>4厘米)则行耻骨上膀胱切开取石术,这是传统的开放手术方式,创伤大,患者恢复慢,住院时间相对较长。膀胱结石也可行体外碎石(目前已少用)。膀胱结石治疗后效果佳,但术后有复发可能。

五、膀胱结石的预防及康复

1. 对于有结石病史的人群,每日大量饮水是预防结石形成及复发的简单、易操作且效果好的方法。

2. 树立健康意识,每年定期体检,发现诸如前列腺增生、尿道狭窄、尿路感染、高尿酸血症时积极治疗。

(计成永)

第八节
彩色尿液
是怎么回事

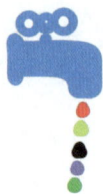

一、红色尿液的故事

"医生！急诊！"值班护士急促的呼喊声打破了夜班的宁静,郑医生揉揉困倦的双眼赶紧起身来到诊室,患者是一个小伙子,手捂着左腰部一边呻吟一边说:"医生,腰痛死了,尿都鲜红鲜红的了！"嗯,根据多年的临床经验,这是一个典型的肾绞痛伴肉眼血尿患者,首先考虑是上尿路结石,其次还要排除上尿路肿瘤、急性肾盂肾炎等。"什么时候在什么情况下发作的,有没有发热、恶心？有没有尿频、尿急？尿里有没有血块、血条？"郑医生问。患者答道:"1个多小时前,我正在打球,突然腰就痛了,痛得厉害,老是有想小便的感觉,小便发红,其他没有了。"随后进行体格检查,患者左侧肋脊角叩击痛阳性,左侧输尿管走行区无压痛……急诊超声检查提示:左侧输尿管壁内段结石伴肾盂积水。尿液检查见红细胞满视野。初步诊断:左侧输尿管结石。在解痉镇痛处理后收入院,通过输尿管镜粉碎取出了结石,血尿也完全消除了。

输尿管结石大多是由肾结石掉落到输尿管里,在结石脱落移动的过程中导致输尿管黏膜损伤,同时会引起输尿管痉挛,所以,患者会出现肉眼血尿。另外,结石梗阻还会导致肾盂积水、感染等。该病系红细胞进入尿液引起血尿,最常见的是红色尿液(如果血尿合并流鼻血、牙龈出血、皮肤瘀点等,可能是全身出血性疾病,如血小板减少症、血友病等;如果血尿伴发热、皮损、蝶形红斑等症状,可能是红斑狼疮;如果血尿伴高血压、下肢水肿、蛋白尿等,可能是肾小球肾炎)。

此外,还有一些红色尿液不是红细胞进入尿液引起的,需要谨慎鉴别,比如:①血红蛋白尿,发生于血管内溶血、蚕豆病、自身免疫性溶血性贫血、肾动脉栓塞、输血反应等;②肌红蛋白尿,见于严重挤压伤、肌营养不良、大面积烧伤、电击伤、剧烈运动后横纹肌溶解等;③肝脏和胆、胰疾病导致尿胆红素增加造成尿色加深;④服用一些食物或药物,如甜菜、苋菜、蓝莓、利福平、阿霉素、表柔比星、左旋多巴等,也可以出现红色尿。

可见尿色发红不一定都是血尿,而且血尿也分很多种情况,如果出现小便颜色发红,首先要做的是到正规医院就医,可能需要做血常规、尿常规、泌尿系统超声检查等,明确红色尿液的原因,再行处理。

二、白色尿液的故事

天朗气清,惠风和畅,又是元气满满的一天。

今天门诊,我陆陆续续看了一些患者,眼看着快要下班了,这时诊室走进来一位老大爷,60多岁,中等身材,一张饱经沧桑的脸,一身破旧不堪的衣裳,老人家拄着一根木棍,慢慢坐下,问道:"医生,这是泌尿外科吗?""是的,大爷,您怎么不舒服?"我一边打量着问道。大爷从一个尿素编织袋里笨拙地翻出一张纸,缓缓打开递了过来,原来这是当地村卫生室的一张处方,上面写了几个字:乳糜尿,泌尿外科。"我的尿经常像白米稀饭汤一样,在家里看的,人家让我来的。"大爷如是说。我们接诊基层农民患者比较多,他们条件一般、观念落后,得病能忍就忍,很不容易,我很同情他们,我能帮助他们的,就是让他们尽量少花钱、治好病。后来这位患者收入病房做了尿乳糜定性和膀胱镜检查,确认了乳糜漏的部位,也做了手术,术后恢复得比较好。

乳糜尿患者,小便就像是白米稀饭汤一样浑浊,淋巴回流障碍导致淋巴乳糜直接进入肾盂。患者主要症状为腰部胀痛、排尿异常、乳白色尿等,晚期可引起体内脂肪及蛋白质等大量丢失,引起贫血、低蛋白血症、营养不良等。诊断主要依据临床表现、尿液检查、淋巴管造影、膀胱镜检查、泌尿系统造影等。治疗方法包括:①药物治疗,如中药、西药治疗,肾盂灌注等;②体外冲击波治疗;③手术治疗,预后较好,但也有复发的可能性。

三、绿色尿液的故事

又到了周一科室大查房。

"26床,男,71岁,原位新膀胱术后4日……"住院医师王医生汇报病情,当说到小便情况时王医生指着患者尿袋吃惊地说:"老师,他的小便怎么绿油油的？"大家的目光随之转向患者的尿袋，是的，绿色的小便。

我问主治医师："患者术后切口情况怎么样？""切口稍有感染渗出，细菌培养结果未出，目前加强抗感染和换药引流中。"主治医师处理很得当。这时我小心捏出切口内层敷料闻了闻："嗯，铜绿假单胞菌，小便也查一下。"后来细菌培养证实了我的判断，通过抗生素治疗和坚持换药，患者最终痊愈出院。

事后王医生问我，为什么尿液会发绿？为什么能闻出是什么细菌？

确实，绿色尿液并不常见。尿液呈淡绿色，见于大量服用抗生素后，或是吃了些带色的食物。尿液再绿点儿，可能是尿内有铜绿假单胞菌滋生。该患者可能是一个院内感染，如果是尿路感染了铜绿假单胞菌，加之手术吻合口可能有少许渗尿、换药操作欠规范等因素，导致伤口感染铜绿假单胞菌，该细菌还比较常见于烧伤患者感染，创面和敷料具有特殊的甜腥味。

四、蓝色尿液的故事

蓝色尿液不常见，如果是新生儿，要考虑蓝尿布综合征。蓝尿布综合征临床极为少见，患者常有家族遗传史、近亲结婚情况等。因为患儿肠道对色氨酸吸收不良，色氨酸经细菌作用转化为吲哚，从而以尿蓝母形式排出。因尿蓝母暴露于空气中被氧化成尿蓝母蓝而得名。患儿临床表现包括发育延缓、智力低下、特殊面容、高钙血症等，易反复感染，且多死于难治性严重感染。患儿常合并肾结石或肾钙沉积，预后差且无法治愈。

该病一般采取对症治疗：①降钙治疗，宜低钙饮食，血钙较高时，应及时予以降钙处理；②抗生素治疗，有继发感染者，应用抗生素治疗；③抑制肠内细菌，口服磺胺药物或新霉素，有助于抑制肠内细菌，从而减轻未被吸收的色氨酸的腐败分解；④低蛋白饮食，使色氨酸摄取量减少，有一定效果。

此外，蓝色尿还可见于霍乱、斑疹伤寒，以及原发性高钙血症、维生素 D 中毒者，或者应用氨苯蝶啶，注射亚甲蓝针剂或服用亚甲蓝、靛卡红、木馏油、水杨酸之后均可出现，停药即可消失。这种因服药而引起的蓝色尿属于正常现象，无须多虑。

（郑征）

第九节
米汤尿
——乳糜尿

一、初识米汤尿

有一天一位面容消瘦的年长男性来到门诊,他非常疑惑地问我说:"医生,我得了一种怪病,真的不知该怎么办了!"我说:"老人家,不急,慢慢说。"接着他说:"我排的尿像米汤一样,这可怎么办呀?"听到这里,我内心一颤动,难道是得了乳糜尿吗?确实对患者来说,乳糜尿是非常奇怪的一种疾病,对泌尿外科医生而言也是一种相对罕见的疾病。

不管是人类,还是动物,每天都需要排尿,尿液对于我们来说,是非常熟悉的。大家都了解正常尿液的颜色是无色、透明或淡黄色的。

今天我想带大家去了解一种奇怪的尿液。这种尿液大多数时候呈现在我们面前是乳白色的,如同米汤一样的颜色,这个时候就会给大家带来很多困惑,我是得了什么病吗?

确实,当大家遇到这种情况,有的人会手足无措,不知如何是好?怎么办呢?这种尿液一般不会持续很长时间,当饮食清淡后,同时得到充分的休息后,排出的尿液慢慢就会变清淡了。这个时候,有部分人认为可能是太累了的原因,不会太担心这种情况,只是把它当成一种正常现象。然而,几天后,你又进食一些油腻食物时,这种颜色的尿液又会准时而至,当你小便时,再次如米汤一样颜色的尿液排出,这个时候你会再次怀疑人生,这是怎么回事呢?

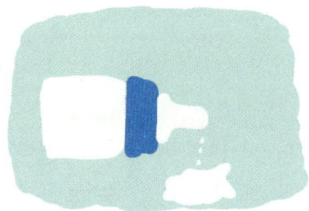

二、乳糜尿的历史

除了排出乳白色的尿液以外，你并无其他不适症状，但是这种情况时间偏长后，你会发现身体变得消瘦了。这个时候，追求苗条身材的你可能会想正合我意，我就是不想长膘呢！

但是，我要告诉大家这种现象是一种疾病，医学上称为乳糜尿。乳糜尿是一种泌尿外科疾病，其特征性临床表现为尿液中混入由蛋白、乳化脂肪组织及纤维蛋白构成的乳糜，从而呈现乳白色。也许大家对这个医学名称很陌生，确实，这个医学名词在泌尿外科医生眼中都不是很常见的。究其原因，乳糜尿的发病原因有一定的地区性和稀少性，乳糜尿为一种"古老"的疾病，早在约公元前400年希波克拉底时代便有记载，多发生于亚热带和热带地区，具有明显的地区聚集性，在我国，生活在山东省、西南地区等地的人容易得这种病。

也许有人会问，为什么生活在亚热带和热带国家的人容易得乳糜尿这种病呢？首先，我们需要考虑一下乳糜尿的病因及分类，依据病因，乳糜尿可分为寄生虫性和非寄生虫性，绝大多数是寄生虫性乳糜尿，多由班氏丝虫、马来丝虫和帝汶丝虫引起，其中绝大部分乳糜尿患者都是感染了班氏丝虫。全球有13亿4 000万人生活在丝虫病高发地区，如日本、印度、中国、南美洲及非洲南部地区，约有1亿2 000万人感染丝虫病，其中有2%~3%的患者出现乳糜尿。我国山东省为乳糜尿高发地区，曾有多达70个地市报告丝虫病的疫情，自1956年开展丝虫病的普查普治以来，我国丝虫病的发病率极大地降低了。

有关丝虫导致乳糜尿的国内外研究很多，大部分学者认为，丝虫成虫在淋巴系统寄生，造成机械性损伤及炎症性损伤，导致淋巴管壁尤其是瓣膜的破坏、淋巴管曲张、淋巴液反流坠积、引流迟滞，反流入肾脏的乳糜淋巴液经肾乳头附近的破裂口流出与尿液混合形成乳糜尿。

三、乳糜尿的诊治

当一些人患了乳糜尿时，一开始的表现仅仅是典型的尿液呈乳白色，常常伴有乳糜凝块，这种肾脏里的乳糜凝块从输尿管滑过时，多数会引起肾绞痛。

还有一些患者表现为反复血尿和尿路感染，甚至可能发生尿潴留。这些表现都需要患者前往医院就诊，可能会因为当地的医疗条件等原因，这种奇怪的现象不能及时明确诊断。如果这种现象持续下去后，有些人会由于大量的蛋白质及淋巴细胞流失，造成全身营养不良及免疫功能受损，出现体重减轻、低蛋白血症、营养不良、恶病质及免疫抑制等表现。

其实，乳糜尿的明确诊断并不难。当怀疑患有乳糜尿时，可做乳糜试验来定性，初步确定是否患有乳糜尿。当诊断明确后，可进行定位诊断，也就是说需要确定乳糜尿液是来自左侧肾脏，还是来自右侧肾脏，还是两侧都有乳糜尿液流出。目前绝大多数医院均可进行膀胱尿道镜检查，来观察哪一侧有乳白色的尿液流出，如果看不到这种尿液流出时，可以进行两侧输尿管导管插管术，接取引流液做乳糜试验来确定。每次在做膀胱尿道镜检查前，医生都会让患者大量进食肥肉等一些油腻的食物，当有乳白色的尿液排出时，立即进行膀胱尿道镜检查，这个时候比较容易观察到哪一侧输尿管口有乳白色尿液流出，从而确定乳糜尿从哪一侧输尿管口流出。

当确定了乳糜尿的准确位置后，医生才能为您制订下一步治疗方案。当然一些临床表现很轻或早期乳糜尿患者，可以考虑药物保守治疗，治疗效果不佳时，可考虑手术治疗来彻底解决乳糜尿的困扰。

在开放手术的年代，如果手术治疗乳糜尿，手术切口会非常长，可以说是创伤非常大，术后患者会有道长长的瘢痕。在腹腔镜手术流行的现在，仅仅需要3个1~2厘米的小切口就能解决这个问题，患者的住院时间大大缩短，痛苦也很小。目前全球流行的机器人辅助手术系统，让乳糜尿的手术治疗显得更为简单方便，患者住院时间和切口疼痛的问题都大大优化了。

总之，乳糜尿虽说是一种奇怪的疾病，但是在当今这个科学技术高度发达的时代，医生处理这种问题就是小菜一碟了。

（占立君）

第十节
"撒尿的学问"之
顶级鉴尿师养成记

在某个周末的傍晚，我一如既往地品鉴着手中的书。慢慢地，我轻闭双眼，梦回到了大学时代。

只见一位年轻的教授，神态自若，正在讲台上给我们讲授泌尿系统的产物——尿液。

课前教授以尿液的趣味问答抛砖引玉，带我们更深层次地认识我们的泌尿系统。

教授开始提问了。

1. 正常的尿液是什么味道？

    A. 啤酒味　B. 特殊的香味　C. 尿骚味

正确答案：B。

教科书上清楚地写道：正常的尿液有淡淡的芳香。

2. 你刚刚喝了啤酒，喝了咖啡，是不是"尿里行间"透露出一丝丝奇特的香甜味道，原因可能是什么？

    A. 你喝了咖啡　B. 你吃了竹笋　C. 你得了糖尿病

正确答案：C。

如果尿里有一种香甜的味道就要考虑糖耐量异常或者糖尿病。新生儿则要考虑枫糖尿症，如果不及时治疗会影响发育，最终导致死亡。

如果尿里有大蒜味或洋葱味，则考虑代谢问题，比较罕见的如三甲基胺尿症，是一种特殊的代谢性疾病。

3. 如果有那么一天，你被困在大西洋的一个小岛上，你会选择喝什么活下去？

    A. 自己的尿　B. 海水　C. 椰子汁

正确答案：A。

尿液由 95% 的水和其他物质构成。

4. 你所乘坐的大巴正行驶在高速上,然而你已经憋得不行了,刚好你单独一人坐在最后一排,你的选择是什么?

    A. 一次性纸杯 B. 容量 600 毫升的饮料瓶 C. 容量 200 毫升的饮料瓶

正确答案:B。

根据膀胱的储尿能力,200 毫升的时候产生尿意,400 毫升的时候尿意急切。

5. 人一辈子会排出多少尿?

    A. 一浴缸 B. 一浴池 C. 一游泳池。

正确答案:B。

正常人每日排尿量为 1 000~2 000 毫升。

6. 隔壁小强向他的朋友们炫耀,撒尿可以"迎风三尺高",最能说明什么?

    A. 肾好 B. 性功能好 C. 出去玩儿一直没找到厕所

正确答案:C。

尿得"高远"主要体现排尿系统的协调性,逼尿肌、膀胱颈、尿道括约肌、尿道平滑肌及尿道的协调性。

7. 隔壁小王,出门遛狗前喝了杯可乐,结果还没出小区门,就说要上厕所,他这是什么情况?

    A. 肾不好 B. 水喝多了 C. 上班太累想偷懒

正确答案:C。

尿液是由肾小球毛细血管吸收,经肾小管和集合小管过滤再吸收形成的。水从胃吸收到达肾脏,需要 30~45 分钟。

8. 刚尿完,低头一看,尿好黄,属于什么情况?

    A. 家里没水了 B. 吃了维生素 C. 肾有问题

正确答案:AB。

在饮水量不足、尿液浓缩的情况下,以及吃了特殊药物时,尿液都会变黄。

9. 尿了一马桶的红色尿,怎么回事?

    A. 血尿 B. 今天中午隔壁阿姨给我拿了红心火龙果吃

正确答案:AB。

吃了红心火龙果尿液颜色会变红,当然血尿也会变红。

10. 你刚尿完，一看怎么是浑浊的乳白色，原因很可能是什么？

　　A. 喝了营养快线　　B. 尿路感染　　C. 眼睛花了

正确答案：B。

　　尿液呈乳白色，提示泌尿系严重感染，或者是乳糜尿。乳糜尿提示淋巴液外漏，长期会导致蛋白质丢失、消瘦、贫血。

　　听着教授的趣味讲课，我也在细细品味着这堂有趣的课。回想我的大学学习生活，是如此的丰富多彩。

　　突然一阵风拂过，轻抚我的脸庞，我从睡梦中醒来，原来这只是一个梦。

　　心想这个梦真有趣啊，它是想告诉我们什么呢？

　　我们的身体无时无刻不在发生着变化，不可能有一丁点儿问题我们就去医院吧。所以，学会自己鉴别尿，也是一项不错的技能。

　　正常的尿液：淡淡的芳香。

　　果糖味的尿液：警惕糖尿病。

　　洋葱味、大蒜味的尿液：警惕代谢性疾病。

　　正常人每日的尿量：1 000~2 000 毫升，尿量过多或过少均需要考虑肾脏可能有问题。

　　正常尿液的颜色：淡黄色。尿液颜色的改变与饮水量、摄入食物类型有关。

　　尿液是由95%的水和其他物质构成的，在遇到极端情况下，可以喝尿续命。

　　排尿流程：感受器发射信号通知大脑，大脑下发指令通知逼尿肌加压，膀胱颈、尿道括约肌、尿道平滑肌松弛，尿道阻力下降，成功排尿。

　　尿液的产生过程：血液经肾小球毛细血管过滤，肾小管和集合管再吸收，产生尿液。我们的膀胱在有约 400 毫升尿液的时候，尿意就特别急切。血尿需要考虑外伤、结石、肿瘤、异物。

　　了解完这些尿液的知识以后，如果尿液发生异常情况，自己可以判断，顶级鉴尿师也就差不多养成了，也就不会病急乱投医了。

　　希望以上内容能对你有所帮助！

（刘发邦）

第十一节
膀胱的不速之客
——膀胱异物

一、病历摘要

73 岁女性患者 3 个月前因左输尿管癌行腹腔镜下输尿管癌根治性切除术。6 天前复查膀胱镜,发现膀胱左后壁(原左输尿管口位置)可见 Hem-o-lok 夹。查体无异常。诊断:膀胱异物(Hem-o-lok 夹异位)。局部麻醉下行经尿道膀胱异物取出术。术中:见膀胱左后壁(原左输尿管口位置)Hem-o-lok 夹。用激光镜鞘将 Hem-o-lok 夹剥掉,Ellick 冲洗器完整冲出 Hem-o-lok 夹。检查:膀胱无出血,无穿孔,无输尿管口损伤。术后排尿无异常,术后 3 个月复查膀胱镜未见异常。

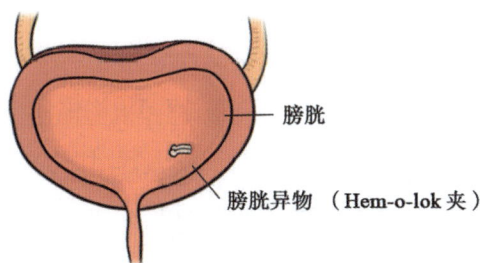

膀胱

膀胱异物 （Hem-o-lok 夹）

二、疾病介绍

（一）Hem-o-lok 夹简介

随着微创外科技术的发展,腹腔镜手术中血管和泌尿系统闭合夹的使用有效提高了手术效率,包括金属钛夹、非金属不可吸收闭合夹和可吸收闭合夹等。腹腔镜术后钛夹迁移进入泌尿系统的病例报道较多。非金属闭合夹 Hem-o-lok 夹作为钛夹的替代物具有更好的安全性,其移位报道较少。1999 年,Hem-o-lok 夹作为不可吸收的非金属闭合夹引入腹腔镜手术，显示出良好的闭合性、安全性。Hem-o-lok 夹相比金属夹具有更好的人体组织相容性和耐受性，并对以后的计算机断层扫描（CT）和磁共振成像（MRI）等检查影响更小。

（二）Hem-o-lok 夹应用注意事项

Hem-o-lok 夹出现移位、脱落问题，给患者带来巨大的创伤和经济负担。引起 Hem-o-lok 夹移位的具体机制尚不清楚，与夹闭位置不正确有关，闭合夹太过靠近泌尿系统可形成持续性挤压，也可以引起闭合夹迁移，增加腹压的运动可能会加速闭合夹迁移。使用夹子数量过多、术后发生漏尿、局部炎症感染等因素也可能在闭合夹迁移过程中发挥作用。为了减少 Hem-o-lok 夹移位的风险，术中需要注意选择泌尿系统及血管的正确夹闭位置，适当远离泌尿系统，另外，在保证效果的前提下减少使用 Hem-o-lok 夹数量，并避免术后并发症。对老年患者使用可吸收线结扎或缝扎安全性会更好，但会使手术时间延长，需要一定的学习训练，在必要时可选择合适的替代材料。

（三）Hem-o-lok 夹在输尿管癌手术中的应用

输尿管癌是泌尿系统常见恶性肿瘤之一。随着腔镜器械的不断发展及手术技术的持续改进，腹腔镜下输尿管癌根治性切除术在输尿管癌的治疗方面有更多优势，具有创伤小、视野清晰及患者出血少、术后恢复快等特点，术中常采用 Hem-o-lok 夹来固定膀胱缝合处缝线。Hem-o-lok 夹在腹腔镜手术中广泛应用，但由于其不可吸收性，引起组织器官穿孔或移位的情况偶有发生。腹腔镜下输尿管癌根治性切除术后膀胱内 Hem-o-lok 夹移位的报道并不多。

（四）Hem-o-lok 夹膀胱移位的原因

有研究认为，Hem-o-lok 夹在膀胱缝合口发生异物炎症反应，侵蚀局部缝合口组织，并逐步嵌入，最后移位至膀胱。Hem-o-lok 夹膀胱移位的原因复杂，与以下因素有关：①缝合口因素，膀胱缝合张力偏大、对位不良等，容易被 Hem-o-lok 夹穿透发生移位。②缝合技术因素，膀胱缝合时 Hem-o-lok 夹过于靠近或紧贴缝合口，缝线张力过大，Hem-o-lok 夹容易被牵拉嵌入膀胱壁，缝线溶解吸收后,Hem-o-lok夹移位进入膀胱;在Hem-o-lok夹夹闭缝线时,与缝合口壁层成角,也容易嵌顿进入组织;缝合不够严密或线结松动,缝合口漏,Hem-o-lok夹随漏口移位进入膀胱。③ Hem-o-lok夹异物刺激,产生局部炎症反应侵蚀缝合口组织,甚至组织坏死,Hem-o-lok夹进入膀胱。④患者特殊体质,如机体排斥反应等。

(五) 如何避免 Hem-o-lok 夹膀胱移位

在腹腔镜下输尿管癌根治性切除术中应熟练掌握膀胱缝合的方法和技巧,术中合理使用Hem-o-lok夹,减少在缝合口周围留置Hem-o-lok夹等不可吸收的异物。可以采用以下方法:①在使用倒刺线缝合第一针后缝线先穿过线尾的线圈固定,缝合最后加固一针防止缝线滑脱,而不使用Hem-o-lok夹;②使用腔内缝合和打结方法;③使用可吸收性止血夹代替;④在缝合膀胱切口时,尽量减少使用Hem-o-lok夹,松动的Hem-o-lok夹要及时取掉。

(六) 膀胱异物的诊断依据及处理方法

膀胱异物的诊断主要依据临床表现、影像学检查和膀胱镜检查,其中膀胱镜检查是确诊的金标准。膀胱异物在治疗方面,应根据异物的形状、大小、质地全面评估是否能够在局部麻醉下经尿道膀胱镜取出。关于膀胱异物的处理,通常采用的方法包括:①经尿道膀胱镜下异物钳取出术,主要适用于直径较小、质地较软且可用异物钳夹住的异物,这种手术方式基本无创;②经耻骨上膀胱切开异物取出术,主要适用于异物较大、较粗或者管状类异物打结造成膀胱镜异物钳取出失败;③采用双通道法处理复杂膀胱异物。

(徐辉)

第十二节
"异人"爱好之
尿道异物

　　一日在泌尿外科门诊,我接诊了32岁的王先生(化名),王先生是一名IT男,已婚,平时经常熬夜工作,闲余时间经常浏览色情网页及在家中观看成人电影,与爱人模仿实战,寻求新鲜、刺激。现因排尿困难来医院就诊。

　　经过询问病史,了解到王先生昨天晚上看成人电影后与爱人玩新鲜、刺激,将一个牙刷棒插入尿道,无法取出,并出现下腹部膨隆及尿道疼痛,用手检查阴茎,尿道可触及到异物,质硬,有挤压痛,我们诊断为尿道异物,并完善术前检查,进行急诊手术,取出一光滑长约10厘米的牙刷棒,术中支持了我们的诊断。

　　那么尿道异物是怎么形成的? 又该如何诊疗呢?

　　今天,我们来聊一聊尿道异物这个话题!

一、什么是尿道异物

　　男性尿道是排尿和射精的自然通道,具有重要的生理功能。随着信息技术的飞速发展和互联网的普及,近年来男性尿道异物发病率逐年升高,多见于对生殖器好奇的青少年、性畸形中年人及少数精神异常患者,其中不乏寻求新鲜、刺激的人。逆行将异物插入尿道无法取出,可导致尿道刺激症状、尿路感染、下尿路梗阻及尿道狭窄等并发症,是泌尿外科医生需要急诊处理的棘手问题。

二、尿道异物的临床表现

　　尿道异物是泌尿外科需要急诊处理的少见疾病,须解除尿道损伤和梗阻,避免并发症发生。尿道异物多因患者逆行置入异物后无法取出就诊,少数患者为他人置入,临床表现为血尿、尿痛的尿道刺激征,以及排尿不畅甚至无法排尿的下尿路梗阻症状,有的可形成结石或肉芽组织包裹异物,严重者可发生尿道坏死、尿瘘。

三、常见尿道异物

尿道异物种类较多,塑料及玻璃制品常见,多为生活中常用物品,亦可见电线、树枝、树叶、缝衣针、水银体温计、塑料管、铁钉、火柴棒、牙签、牙刷棒、发夹,甚至泥鳅、水蛭(较少见)等。

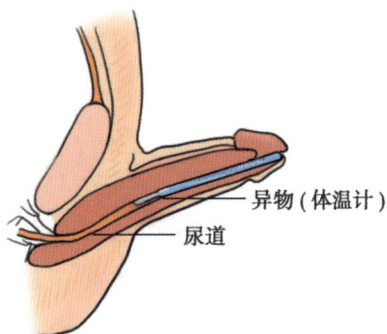

异物(体温计)

尿道

四、尿道异物的治疗及成本

尿道异物的取出方法:①徒手法,适合异物远近端均位于前尿道,且异物表面光滑、圆钝,通过使用润滑剂＋推挤取出,具有无损伤、恢复快、费用低等优点。一定到正规医院泌尿外科找有经验的医生协助取出。②内镜下取出法,适用于大多数尿道异物患者,也是最常用的尿道异物取出方法。膀胱镜、输尿管镜配合异物钳既可诊断,也能治疗尿道异物,具有创伤小、出血少、恢复快等优点。③开放手术法,无论是尿道切开还是膀胱切开,均是最后的治疗手段,适用于所有尿道异物。异物以早发现、早取出效果最佳,患者恢复快,创伤小、并发症少,且经济。

五、医生的态度

医务人员在诊疗过程中不应带有个人情绪及价值观,切忌歧视或嘲讽患者,尽量做到让患者克服自卑及悲观情绪,客观、公正地对待患者及所患疾病,并将医学、伦理及社会相关理论应用于诊疗过程中。

(计成永)

第十三节
血尿之谜
——身体秘密信号灯

门诊接诊一名 70 岁男性,诉反复肉眼血尿 1 年余。询问患者病史,自诉常年吸烟。予以尿常规检查提示红细胞增高,超声检查提示膀胱占位。进一步行膀胱镜检查提示膀胱肿瘤。确诊:膀胱肿瘤,行膀胱肿瘤电切术,术后病理诊断为高级别非浸润性尿路上皮癌。术后予以戒烟、定期膀胱灌注化学治疗药物。

血尿,这抹不寻常的色彩,究竟在向我们传达怎样的身体信号? 接下来,让我们一起深入探究血尿背后的种种原因。

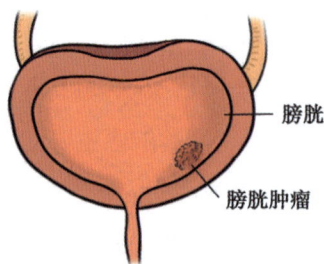

膀胱
膀胱肿瘤

首先,我们明确一下血尿的定义。血尿指尿中含有过多的红细胞,而有些人吃了特殊的水果(如红心火龙果)、蔬菜(如胡萝卜)或药物(如利福平)等引起尿液变红,这种情况不是血尿。如果因为吃了含色素的食物、药物等引起尿的颜色变红,请注意这个不是血尿。引起血尿的因素有感染、结石、肿瘤、畸形、外伤、肾炎及全身疾病等。

一、感染因素

一般感染如膀胱炎、尿道炎,特殊感染如结核等。一般细菌感染,如膀胱炎和尿道炎,患者会伴有尿频、尿急、尿痛等相关症状,服用抗生素可以缓解。下面我们说一下泌尿系统特异性感染——泌尿系统结核。传染病传播的三个条件是传染源、传播途径、易感人群。在脏、乱、差的环境中结核分枝杆菌更容易生存，容易形成传染源，而作为结核分枝杆菌的宿主——人类，在营养不良时抵抗力弱，更容易感染。

二、结石

泌尿系统结石包括肾结石、输尿管结石、膀胱结石、尿道结石。肾结石、输尿管结石患者常常会出现血尿，伴有腰痛、尿频、尿急、尿痛等症状。膀胱结石患者一般没有腰痛，其他症状与肾结石、输尿管结石相似。

三、肿瘤

泌尿系统肿瘤和全身其他部位肿瘤都有可能引起血尿。泌尿系统肿瘤包括肾肿瘤、肾盂肿瘤、输尿管肿瘤、膀胱肿瘤、前列腺癌、尿道癌等。这些肿瘤都可以引起血尿，以间歇性、无痛性肉眼血尿更为常见。开篇故事中的患者就是因为肿瘤引起的血尿，这个一定要重视，尤其是吸烟的人群，当血尿发生时一定要做检查，以免延误病情。其他部位肿瘤如果侵犯膀胱，也可以引起血尿，一般常见的如直肠癌、宫颈癌等。

四、泌尿系统畸形

泌尿系统发育畸形是可以引起血尿的，如左肾静脉压迫综合征、肾血管畸形、肾血管瘤等。

五、外伤

外伤可以引起血尿，这个很好理解。

六、肾炎

各种肾炎患者除了有血尿的症状外,可能还会出现高血压、水肿的情况。如果同时出现以上症状,需要注意肾炎的可能性。

七、全身疾病

糖尿病、血友病、白血病等可以引起血尿,患者有时首发症状就是血尿,而没有其他症状。

综上所述,血尿的原因多种多样,如果一旦出现血尿,我们需要重视,查明原因,争取早发现、早治疗。

（牛吉瑞）

第十四节

尿频、尿急，原来是
"膀胱好动"惹的祸

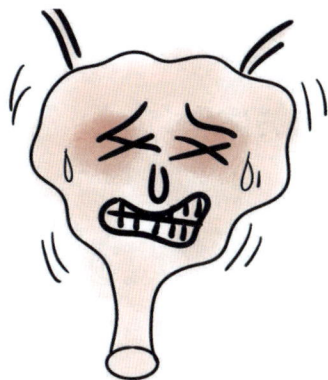

尿频

尿急

一、尿频、尿急不要命，但苦不堪言

有一部分人，他们喝水不多，但是经常跑厕所，因为他（她）们总是有撒尿的冲动，就是临床上常说的尿频、尿急，严重者甚至还会尿裤子。虽然不要命，但是会影响生活质量，甚至会导致情绪波动，引发焦虑、抑郁等精神疾病。这种症状在中青年女性中比较多见，可发生于生孩子以后某个时间段，或是继发于尿路感染，经过抗感染治疗尿白细胞正常了，但尿频、尿急缓解不明显；再有一种情况就是患者有脊髓损伤、脑卒中等神经损伤，就是医生常说的神经源性膀胱。

二、尿频、尿急的主要原因及保守治疗

为什么会出现尿频、尿急？原来是膀胱逼尿肌太淘气了，正常情况下膀胱逼尿肌都是乖乖的且顺应性良好，只有当我们需要排尿时才会收缩，但是对于膀胱过度活动症（OAB）患者，膀胱逼尿肌变得不安稳了，像患多动症的小孩子，

不听使唤、随意收缩。当膀胱活动时,就会引起我们产生尿频、尿急的感觉。因此,想要改善这种症状,需要我们对膀胱逼尿肌进行安抚。

经济实惠的方法是调整生活方式和自我锻炼,也叫做行为治疗。我们可以在睡觉前 2 小时尽量不喝水,而白天多饮水,排尿后短时间内仍有尿急感觉时可分散注意力,尽量不去想排尿的事情,适当忍尿以达到延长排尿间隔的目的。此外,睡前避免饮用刺激性、兴奋性饮料,如茶、咖啡等,以便改善睡眠质量。还可以对盆底肌进行功能训练,有条件者可以借助仪器进行生物反馈治疗。

三、药物、微创等进阶治疗方法

如果行为治疗效果不理想,或者为了更好地改善不适症状,可以寻求专业医生帮助,采用药物干预。常用的药物主要是 M 受体阻滞剂,包括托特罗定、索利那新;β₃ 受体激动剂,如米拉贝隆等。M 受体阻滞剂虽可抑制膀胱过度活动,但同时也有一些不良反应,比如口干、便秘甚至导致排不出尿,即尿潴留。有些人可能会担心既然这种药物会引起口干,口干后会增加饮水量,喝水多是否会导致尿液增加而加重尿频症状,这个其实大可放心。米拉贝隆是一种新药,是 β₃ 受体激动剂,服用该药时需要监测血压、心率变化。

一般情况下,经过以上方法治疗,膀胱逼尿肌会变得乖巧,但不排除仍有一些顽固分子,也被称为顽固性膀胱过度活动症,这时候就是医生的神秘武器——瘦脸针闪亮登场的时候。瘦脸针学名叫注射用 A 型肉毒毒素,是整形美容科用来瘦脸、瘦腿、除皱的药物。当这种药物注射于膀胱逼尿肌后,通过减少乙酰胆碱释放等途径,完美地抑制膀胱收缩,进而能很好地改善尿频、尿急。当注射用 A 型肉毒毒素治疗无效时,还可以考虑骶神经刺激的终极疗法,即皮下埋置一个神经刺激装置,需要专业的医生进行评估后才可手术应用。

(黄马平)

第十五节

男性尿不出来
是怎么回事

男性尿不出来是一种常见的泌尿系统疾病,可能由多种原因引起,以下是一些可能的原因。

一、男性尿不出来的诱发因素

1. 前列腺增生或急性前列腺炎　随着年龄的增长,男性前列腺会逐渐增大,可能压迫尿道,导致排尿困难或尿不出来的情况。急性前列腺炎也可能导致排尿困难。

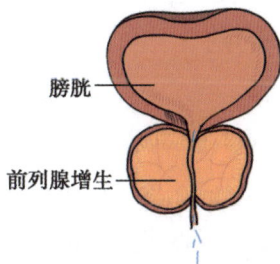

膀胱

前列腺增生

2. 尿道梗阻　尿道是尿液从膀胱排出的通道,当尿道被异物、肿瘤或结石等堵塞时,可能导致排尿困难或尿不出来。

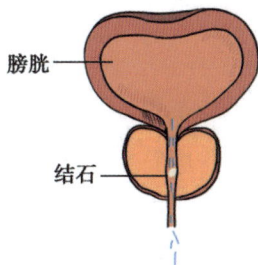

膀胱

结石

3. **膀胱逼尿肌功能失调** 膀胱是一个贮存尿液的器官,当膀胱逼尿肌无法正常收缩或松弛时,可能导致排尿困难或尿不出来。

4. **神经损伤** 当与膀胱和尿道相关的神经受损时,可能导致排尿困难或尿不出来。

5. **药物不良反应** 某些药物(如利尿药、抗抑郁药、抗组胺药等)可能会导致排尿困难或尿不出来。

如果您发现自己尿不出来或排尿费力,请及时就医寻求帮助。医生可能会询问病史,对您进行查体,并进行必要的检查,以确定病因。治疗方法因病因和病情严重程度而异,例如,对于前列腺增生或急性前列腺炎,医生可能会推荐药物治疗或手术;对于尿道梗阻的患者,可能需要手术或其他治疗方法;对于膀胱逼尿肌功能失调或神经损伤患者,可能需要物理治疗或其他治疗方法。

总之,尿不出来是一种症状简单但原因可能各不相同的疾病。如果您有任何排尿困难或尿不出来的症状,应及时就医,并配合医生,制订适合您的治疗计划。同时,预防尿不出来的最好方法是保持良好的生活习惯和健康的生活方式。

二、男性尿不出来的预防方法

1. **饮食健康** 保持健康饮食,避免过度饮酒和咖啡因的摄入,减少辛辣、刺激食物的摄入。

2. **坚持运动** 适当的运动可以促进身体健康和心理健康,并有助于预防一些疾病,如前列腺增生、糖尿病等。

3. **勿忽视尿意** 保持尿道通畅,及时排尿,不要忽视尿意。

4. **睡眠充足** 保持良好的睡眠,有助于缓解压力和焦虑,对预防尿不出来也有积极作用。

5. **良好的生活习惯** 尽量避免长时间憋尿、过度劳累等不良生活习惯。

总之,尿不出来是常见的泌尿系统症状,可能由多种原因引起。如果您有排尿困难或尿不出来的症状,请及时就医寻求帮助,健康的生活方式是有效的预防方法。

(郭涛　冯圣佳)

第十六节
经皮肾镜取石术与软性
输尿管镜取石术,哪个更好

经皮肾镜取石术和软性输尿管镜取石术是两种治疗肾结石的常用手术方法。那么,这两种手术方式哪一种更好呢? 让我们来详细了解一下。

一、术前准备

在接受经皮肾镜取石术和软性输尿管镜取石术之前,患者需要进行 X 线片、CT 等检查,以确定结石的位置、大小和数量。在手术前,患者还需要进行一系列的生化检查,以确保患者身体状况良好。两种手术的术前准备大致相同。

二、手术过程

经皮肾镜取石术需要在患者局部麻醉或全身麻醉下进行。医生将一个特殊的导管插入患者肾脏中,然后通过导管在肾脏中创建一个通道,以便将结石取出。手术能否将石头全部取出,取决于多种因素,如结石的大小、位置、数量以及患者的身体状况等。对于较大的结石,可能需要分次手术来完全清除。总体来说,经皮肾镜手术是一种有效且安全的治疗

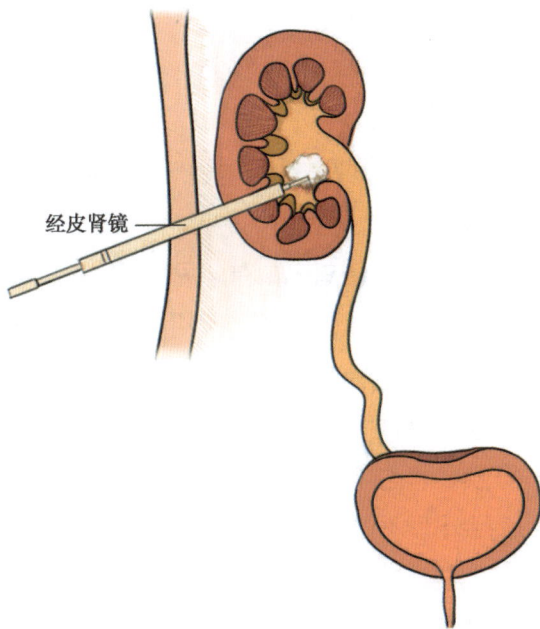

经皮肾镜

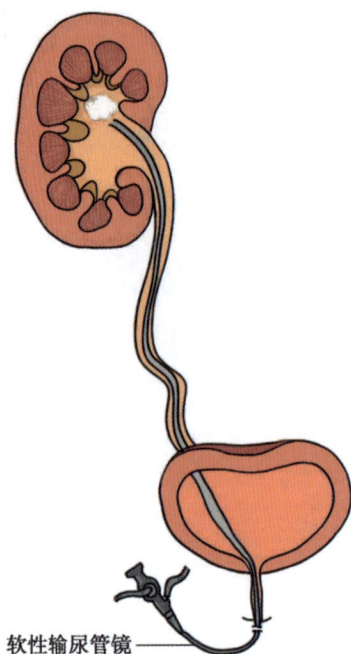

软性输尿管镜

肾结石的方法,但并不能保证 100% 将所有石头取出。

软性输尿管镜取石术通常在患者全身麻醉下进行,医生将一根柔软的输尿管镜插入患者的膀胱,然后通过输尿管进入肾脏。医生使用镜子在肾脏中定位结石,并使用特殊的工具将结石分解或取出。

三、恢复时间

经皮肾镜取石术后患者通常需要住院 5~7 天,并需要几周时间才能完全恢复。患者可能需要使用药物来控制疼痛和预防感染。

软性输尿管镜取石术恢复时间较短,通常只需要几天时间。患者也可能需要使用药物来预防感染。

四、风险和并发症

经皮肾镜取石术可能的风险和并发症如下。①出血:这是经皮肾镜取石术最常见的并发症之一。在手术过程中,肾脏内部的血管可能会被损伤,导致出血。②感染:患者术前有泌尿系感染但抗感染治疗不彻底,或者为感染性结石,术后都可能会出现感染。严重者甚至可能引起尿脓毒血症,危及生命。③邻近脏器损伤:手术过程中,肾脏周围的器官,如肝脏、脾脏、肠管、胸膜等,可能会被损伤。这种损伤虽然较少见,但仍然可能发生。④胸腔积液:由于胸腔始终处于负压状态,碎石过程中肾周会有大量液体渗出,因此,患者同侧胸腔在取石术后会出现不同程度胸腔积液。⑤结石残留:经皮肾镜一般都是硬镜,不能拐弯,因此在角度非常小的部位可能会有结石残留,可能需要再次手术或者联合其他方法清理残石。

软性输尿管镜取石术的风险较小,可能的风险和并发症如下。①输尿管损伤:在手术过程中,由于操作不当或输尿管本身较窄,可能导致输尿管损伤,包括输尿管穿孔、输尿管黏膜损伤,甚至输尿管断裂。②感染:手术过程中可能引入细菌,引发泌尿系统感染。如果术前存在泌尿系统感染且未得到有效控制,手术后感染的风险会更高。严重感染可能导致尿源性脓毒血症,对患者的生命构成威胁。③出血:手术过程中,镜体可能损伤输尿管黏膜导致出血(大多数出血可以通过止血措施得到控制)。④结石残留:对于较大或位置特殊的结石,可能无法一次取净,导致结石残留。这可能需要进一步的手术或采用其他治疗方法来清除残留结石。

综合来看,经皮肾镜取石术和软性输尿管镜取石术各有优劣,具体选择哪种方法需要根据患者的具体情况进行综合评估和决策。如果患者有较大的结石或结石数量较多,选择经皮肾镜取石术可能更合适,因为它结石清除率更高。如果患者的结石较小且数量较少,则选择软性输尿管镜取石术更合适,因为它风险较小,恢复时间较短。

除此之外,患者的个人因素也需要考虑,例如年龄、身体状况和手术史等。对于一些高龄患者或存在其他疾病的患者,软性输尿管镜取石术可能更为安全。

总地来说,选择经皮肾镜取石术或软性输尿管镜取石术需要综合考虑患者的具体情况和手术医生的经验和技能。在进行任何手术前,患者应向医生咨询并充分了解手术过程、风险和恢复时间,以做出明智的决策。

(郭涛　王冰)

男人的
健康课
——帮你远离
泌尿、男科疾病

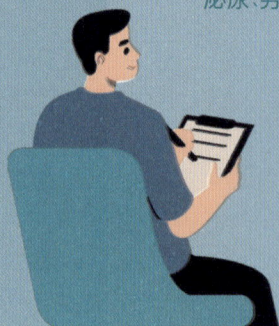

MEN's
HEALTH
CLASS

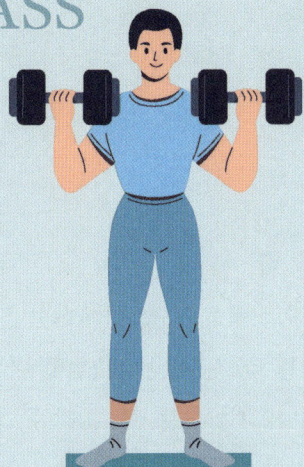

2

第二章

男科疾病
那些事儿

第一节
迷路的 "蛋蛋"

一、病案

患儿 3 岁,家长无意中发现孩子左侧阴囊里没有睾丸,右侧阴囊睾丸正常,家长带其到医院检查,医生怀疑隐睾,就做了超声检查:在腹股沟和阴囊都没有找到睾丸。随后在医生的建议下住院治疗,入院后做了泌尿系统 CT 检查,发现睾丸在肚子里。随后医生建议进行腹腔镜手术治疗,在腹部打三个孔,将相关器械送进肚子,找到腹腔内的睾丸,并在阴囊切个小口,将睾丸拉到阴囊进行固定。术后半年复查,患儿左侧 "蛋蛋" 较右侧 "蛋蛋" 略小,其他无异常。

二、隐睾是什么

(一) 隐睾是怎样形成的

隐睾又称睾丸下降不全或者睾丸未降,睾丸并没有缺失,只是胎儿发育时在睾丸降至阴囊的过程中,由于某些因素影响,睾丸停顿在半路,发病原因仍旧不够明确,但大部分学者认为有两种因素:一部分学者认为,睾丸下降是受胰岛素样因子与雄激素的调节,上述因素调节失衡造成睾丸不能下降至阴囊;还有

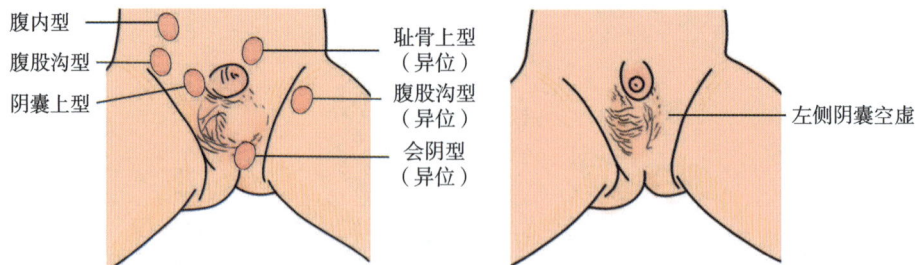

腹内型
腹股沟型
阴囊上型
耻骨上型（异位）
腹股沟型（异位）
会阴型（异位）
左侧阴囊空虚

隐睾示意图

学者认为,隐睾是牵拉睾丸下降的睾丸引带发育异常造成的,导致睾丸停顿在半路,他们认为睾丸引带非常重要,睾丸引带的发育是促进和引导睾丸向阴囊运动的关键因素,睾丸引带异常导致睾丸通过腹股沟管的速度减慢甚至停滞。

(二)隐睾如何诊断

隐睾目前还是没有办法预防,只能早发现、早治疗,不能错过最佳治疗时间。如果触摸不到睾丸,也不要紧张,及时到正规医院泌尿外科就医。如果不能在阴囊内摸到睾丸,就需要通过超声检查来协助寻找,准确率非常高。超声检查可以在阴囊和腹股沟区寻找,如果还是找不到,可能位置更高一些,需要在腹部行磁共振成像或 CT 检查。有研究显示,磁共振成像的敏感性和特异性分别达到 65% 和 100%。隐睾患者中,睾丸在腹腔的占 34%,内环口(腹股沟管上方)的占 12%,腹股沟管的占 27%,外环口(阴囊上方)的占 27%。

(三)什么时候是最佳治疗时机

一般来说,隐睾应该在出生后 6~12 个月治疗,最晚在出生后 18 个月前完成治疗。治疗越晚,影响越大,因为阴囊的温度是最适合睾丸发育的,其他位置温度都不适宜,严重影响睾丸的一系列发育,包括影响精子质量,导致不育;还会造成男性雄激素分泌减少,缺乏阳刚之气;如果到了成年后才去治疗,不仅会出现上述问题,还会造成睾丸肿瘤,甚至出现淋巴结转移,危及生命。

(四)隐睾的治疗

1. 保守治疗 大部分家长觉得孩子太小,最好不要手术治疗,用药物治疗或者等长大了再说。药物治疗主要是注射激素,肌内注射激素包括黄体生成素释放激素和人绒毛膜促性腺激素,但是目前尚没有大量数据表明药物治疗会更有效,大多数隐睾患儿最终仍会接受手术治疗,对于隐睾患者是否应使用激素治疗,目前国内外仍没有统一意见,仍需要进一步研究证实。至于等长大了再去治疗,就更不可取了,睾丸不仅不会主动下降到阴囊,而且一旦错过最佳治疗时机,可能会造成睾丸发育延迟、癌变等。

2. 低位隐睾的手术治疗 位置低的隐睾称为低位隐睾,一般超声检查就可以发现。睾丸的位置越低,手术难度就越低,术后效果也越好,如果睾丸在阴囊上方(有时可以摸到,有时摸不到),或者睾丸在腹股沟管,都称为低位隐睾,只需要在阴囊或腹股沟切个小口就可以完成手术。

3. 高位隐睾的手术治疗 超声检查不能发现的睾丸一般多位于腹腔,我们称之为高位隐睾,但是睾丸如果在腹腔或在内环附近,距离小于 2 厘米,就需要行腹腔镜下睾丸固定术,需要在腹部打三个孔,将睾丸游离到阴囊,再在阴囊开口行固定术。当然还有更复杂的,如果睾丸先天性连带的精索血管比较短,可能需要分期手术,甚至睾丸自体移植。

总之,隐睾需要早发现、早治疗,手术最佳时机为出生后 6~12 个月,睾丸位置越高,手术越复杂,效果也越差。

(杜永辉　王冬)

第二节
"睾丸扭腰"
让我们逝去青春

　　小张同学今年上高一,早晨起来后,他发现左侧睾丸疼痛难忍,很害怕,就急忙去了校医室。校医室的医生看过后,告诉他是睾丸炎,开了点儿消炎药,小张吃了一天后仍不见好转,给家长打电话,家长不放心,接孩子去市医院就诊,做了超声检查,考虑睾丸扭转,住院后接受了手术治疗,由于扭转时间太长,睾丸已经坏死,切除了左侧睾丸。这是一个典型病例。

　　《"健康中国 2030" 规划纲要》中明确指出要关注青少年健康,帮助青少年了解自己身体成长的小秘密,正确对待成长过程中的问题。

　　作为家长和男生,您了解睾丸扭转吗? 近年来,因睾丸疼痛羞于启齿,误认为是炎症而耽误治疗的案例不胜枚举,导致青春逝去。

一、什么是睾丸扭转

　　如果把睾丸比作一个西瓜,那么精索就是瓜藤,瓜藤是给西瓜输送养分的,如果瓜藤扭转了,那么西瓜就会因为失去养分供给而发生坏死。

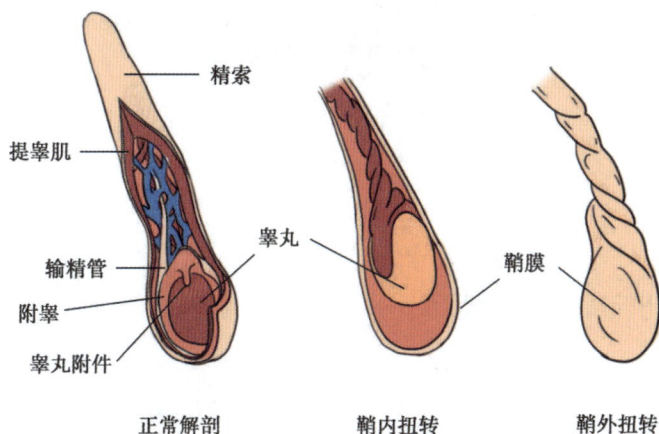

精索

提睾肌

输精管

附睾

睾丸附件

睾丸

鞘膜

正常解剖　　　　鞘内扭转　　　　鞘外扭转

睾丸扭转实质上是供应睾丸的血管发生扭转,如果长时间不予以复位,就会导致睾丸发生缺血、缺氧、坏死等一连串的病理生理反应。

引起睾丸扭转的原因主要考虑先天睾丸发育不良、睾丸系膜过长、睾丸在阴囊内的位置异常、附睾与睾丸之间缺乏有效固定,这些因素导致睾丸在阴囊内活动度异常,从而引发睾丸扭转。

二、睾丸扭转的病因

1. 剧烈运动或暴力可损伤阴囊,导致睾丸扭转,引起睾丸急性血液循环障碍。

2. 睡眠时,阴茎勃起会使提睾肌收缩增强,引起睾丸扭转。

3. 寒冷季节或温度骤然变冷时,阴囊收缩较强可引起睾丸扭转。

三、睾丸扭转的表现

睾丸扭转发病急,来势凶猛,患侧睾丸和会阴部剧烈疼痛,疼痛有时向腹股沟及下腹部放射,患者可伴有恶心、呕吐等。

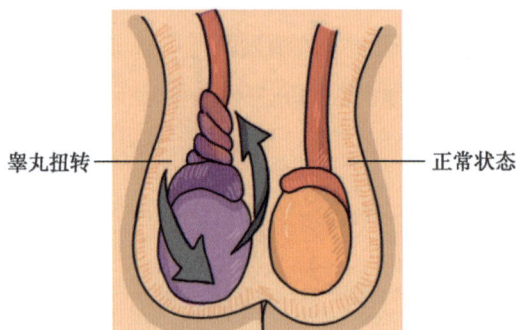

睾丸扭转 —— 正常状态

四、睾丸扭转如何进行治疗

睾丸扭转是一种外科急症,没有特效药物。当然在发病初期,可由有经验的医生试行手法复位，不同程度恢复睾丸血流，但其操作难度大，成功率低，可能会使病情加重，延误治疗，现在临床上已很少单纯应用手法复位，一般建议积极开展外科手术治疗。

睾丸扭转治疗原则是尽快恢复睾丸血供，**首选方法为尽早进行睾丸复位固定术**，这是挽救睾丸及其功能的关键。疑为睾丸扭转者，建议立即手术探查（宁可急诊手术探查，也不要失去早期手术的时机），将扭转的睾丸恢复到正常位置，并且观察睾丸血运，若睾丸血供恢复良好，睾丸转变成浅红色，可保留睾丸，将睾丸、精索和阴囊内层鞘膜进行固定缝合。如果睾丸在复位后仍呈黑色，质地极软，说明已缺血坏死，应将睾丸切除。

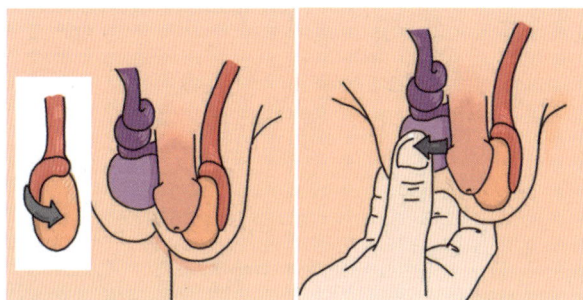

抓住睾丸扭转治疗黄金 6 小时
睾丸扭转 6 小时之内手术，睾丸存活率为 97.2%。
睾丸扭转 7~12 小时之内手术，睾丸存活率为 79.3%。
睾丸扭转 19~24 小时之内手术，睾丸存活率为 42.5%。
睾丸扭转超过 48 小时手术，睾丸存活率为 7.4%。
请在黄金 6 小时之内及时就诊，超过 6 小时，可能会导致睾丸缺血坏死，增加不育的概率。

五、睾丸扭转预防小知识

1. 有睾丸扭转家族史的人群应警惕睾丸扭转的发生，出现睾丸疼痛及时就医。

2. 有隐睾的婴幼儿，家长应引起重视，及时诊治。

3. 睾丸疼痛,就算是一过性疼痛或隐痛,也应引起重视,及时就诊。

4. 尽量避免剧烈运动震荡睾丸,避免外力撞击睾丸。

5. 不要长时间骑车、坐在软绵沙发上,减少对睾丸的压迫。

6. 睡觉时采取正面平躺的方式,避免阴囊总是挤压在两腿之间。

7. 冬季应注意会阴部保暖,及时添衣,预防温度过低诱发睾丸扭转。

8. 少穿紧身牛仔裤,长时间穿紧身牛仔裤可能会增加对会阴部软组织的压迫。

(周卫东　于航)

第三节
"蛋蛋"的忧伤：
鞘膜积液

一位妈妈抱着 5 岁左右的男孩明明（化名）到医院外科门诊就诊，一坐下就忐忑地问医生："我儿子最近一侧阴囊明显增大，是不是蛋蛋有问题呀？"外科张主任详细检查后，发现男孩患的是鞘膜积液。

鞘膜积液是一种常见病，正常睾丸鞘膜囊内有少量浆液存在，就像是车轴中的润滑油，起滑润作用，使睾丸在其中自由滑动。在正常情况下，鞘膜囊壁有分泌和吸收浆液的功能，像河流一样有进有出，则鞘膜积液的容量保持稳定。若鞘膜本身或其周围组织发生病变时，鞘膜吸收和分泌功能失衡，就像是河堤溃口，河水流出来了，就产生了鞘膜积液。

鞘膜积液按照解剖结构分为睾丸鞘膜积液、精索鞘膜积液、混合型鞘膜积液和交通性鞘膜积液（与腹腔相通）。

小儿鞘膜积液患者的临床表现：小儿出现鞘膜积液的时候，一般情况下阴囊或精索部位有囊性肿物，多数小儿无不适感，大小可有很大差异，多为卵圆形。原发性睾丸鞘膜积液患儿的阴囊皮肤正常，张力较大，可透光。

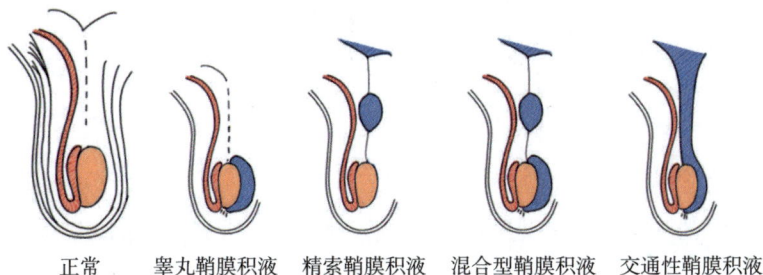

正常　　睾丸鞘膜积液　　精索鞘膜积液　　混合型鞘膜积液　　交通性鞘膜积液

一、鞘膜积液的特点

◎ 鞘膜积液处触摸有囊性感。

◎ 肿块大多不会因摩擦或上推而消失，也无肠气过水声，这是它与腹股沟斜疝的主要不同点。

◎ 用电筒强光透照肿块时，鞘膜积液会透光，即红亮。若为睾丸鞘膜积液，透照时可见红亮区内有黑色、不透光的睾丸。

1. 诊断

（1）首先进行体格检查，阴囊部位肿大，大多数触之柔软，非交通型鞘膜积液不会变形，多数呈现球状，交通型鞘膜积液会变形。

（2）体格检查结合阴囊透光照射进行诊断。能透光的，称为透光试验阳性，多可诊断为鞘膜积液。

（3）必要时进行彩色多普勒超声检查以评估分型，并可以同时检查睾丸情况。

2. 治疗

鞘膜积液在婴儿期有自愈可能，2岁后自愈可能性很小，需要手术治疗；如果孩子2岁前出现囊性肿物明显增大，也需要及时手术治疗。药物治疗无效。

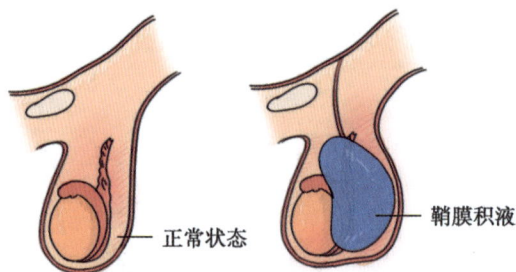

正常状态　　　鞘膜积液

依据鞘膜积液所在部位及鞘状突闭合程度，可将鞘膜积液分为4类。

（1）睾丸鞘膜积液：睾丸的鞘膜囊内液体增多，单侧或双侧，表现为单侧或双侧睾丸增大、饱满，呈球形或卵圆形，如果积液过多，触摸不到睾丸。

（2）精索鞘膜积液：精索鞘膜囊内有积液，与腹腔、睾丸鞘膜囊不通，也叫精索囊肿，表现为椭圆形、梭形。牵拉同侧睾丸，囊肿可移动。

（3）混合型鞘膜积液：是上述两种合起来的类型，精索鞘膜囊和睾丸鞘膜囊不相通。

（4）交通性鞘膜积液（和腹腔相通）：鞘膜囊和腹腔相通，腹膜腔积液流到鞘膜腔内，形成肿大。若网膜或肠管通过鞘状突通道进入鞘膜腔，则形成腹股沟疝。

二、鞘膜积液患儿的症状

1. **囊肿**　家长在给患儿换尿布或洗澡时，发现患儿大腿根部或阴囊内可摸到一个囊性肿物，多数是单纯的卵圆形包块，发生在一侧或两侧。按压肿物一般不能消失，用光照射肿物，可见透光、透亮。

2. **疼痛**　积液量少时无明显不适，一般在囊性肿物较大时，会压迫神经，产生坠胀感或疼痛。超声检查是首选，睾丸鞘膜积液质软，有弹性和囊性感，触不到睾丸和附睾，透光试验阳性。2 岁以下患儿，鞘状突还存在自然闭合可能；若超过 2 岁，自行闭合可能性较小，积液逐渐增多可导致坠胀、疼痛等不适，长期不处理甚至会影响睾丸、附睾发育。

如果积液张力太高，鞘膜腔压力升高，可能压迫睾丸，影响睾丸血液供应，以至于睾丸萎缩，对孩子未来的生育功能造成影响。此时，应该积极就医、及时手术治疗，避免给孩子健康带来不可挽回的后果。

三、科普小知识

1. 鞘膜积液会对患儿今后生活产生哪些影响

（1）睾丸周围的鞘膜积液压迫睾丸，影响血液循环和温度调节，严重的可能导致患侧睾丸萎缩，影响生精功能。

（2）若鞘膜积液继发于结核、睾丸炎等疾病，有可能使患儿成年后的生育能力降低。

（3）成年人如果鞘膜积液过多，将会影响夫妻生活。

2. 鞘膜积液能自行吸收吗

（1）小于 2 岁的孩子，鞘膜积液多可自行吸收。

（2）大于 2 岁的孩子,鞘膜积液自行吸收的可能性小。

3. 鞘膜积液的手术方法(原理是将腹股沟区的先天性孔隙缝合)

（1）传统手术:在患者腹股沟区切一个 2~4 厘米的口子,将鞘状突高位结扎,该方法的缺点是损伤大、恢复慢、不美观,同一切口不能处理双侧鞘膜积液。

（2）腹腔镜微创手术:目前比较先进的手术方法是腹腔镜下鞘状突高位结扎术,优点是创伤小(2 个 3~4 毫米切口)、恢复快,可同时处理双侧鞘膜积液。

4. 鞘膜积液(交通性)与疝的区别

交通性鞘膜积液的发病原理及手术方式基本与疝相同。简单来讲,出来的是水,称为积液;出来的是肠子,称为疝。临床上,大多数情况下,有鞘膜积液的同时都有疝气的存在,只是有的表现不明显,但腹腔镜下却看得清清楚楚。患有鞘膜积液的 2 岁以上小儿仍然建议进行腹腔镜微创手术,可与疝气一并处理,两种疾病本身在处理方式上没有太大区别。

5. 小儿疝腹腔镜手术有什么优势

（1）小儿疝腹腔镜手术可观察对侧是否有疝,并可同时完成双侧疝手术。

（2）小儿疝腹腔镜手术不破坏腹股沟管、精索及阴囊,几乎无水肿。

（3）小儿疝腹腔镜手术视野清晰,副损伤发生率低。

（4）手术时间 5~10 分钟,创伤小、恢复快,伤口 2~5 毫米,术后 24 小时内出院。

（5）疝囊超高位结扎,术后复发率低。

（刘婷）

第四节

"蛋蛋"也会长结石
——浅谈睾丸微石症

某一天我出门诊时,来了一位 4 岁的小朋友,长得很可爱,据他妈妈说发现小朋友的"蛋蛋"没有在阴囊里面。我一听,是隐睾吗? 于是安排小朋友常规做了一个睾丸的超声检查,结果显示:双侧隐睾,双侧睾丸微石症。

一、睾丸微石症是"蛋蛋"里面长结石了吗

"蛋蛋"长结石是不是听起来挺让人惊讶的呢? 其实"蛋蛋"也是会长结石的。不过它可不是我们日常所理解的如肾结石、胆结石等,而是弥散分布于睾丸生精小管内、直径 <3 毫米的众多钙化灶形成的综合征,这是一种比较少见的疾病,患者没有任何感觉,多因为阴囊其他疾病行超声检查时偶然发现。

讲得很抽象,那么它实际上是什么样的呢?

医生在超声检查时看到的它是这样的:在每个超声切面能发现 5 个以上1~2 毫米大小的点状强回声,后方无声影,也就是说睾丸的每个超声切面上能看到 5 个亮点。

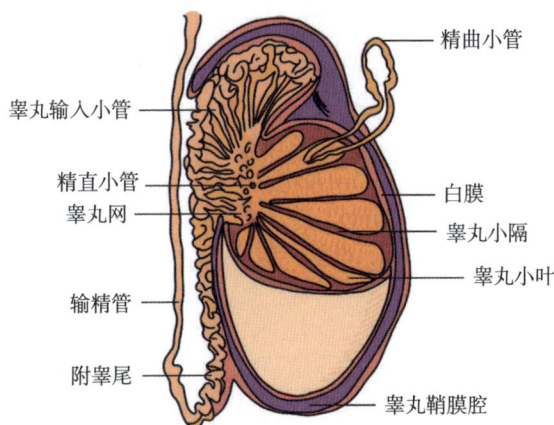

如果还不明白，我们也可以想象成脸上长了或多或少的青春痘。

二、睾丸微石症是怎么发生的

睾丸微石症是由于生精小管上皮细胞脱落入管腔内形成的钙化灶，它常与男性不育、隐睾、睾丸肿瘤、附睾炎及精索静脉曲张等生殖系统疾病相伴，那么为什么会出现生精小管上皮细胞脱落入管腔内形成的钙化灶呢？是因为吃了什么东西或者做了不该做的事情吗？其实到目前为止睾丸微石症的病因及发病机制尚不明确，其发生可能与睾丸发育不全、遗传因素、细菌感染、支持细胞的功能缺陷等因素有关。

三、睾丸微石症会造成什么后果

虽然睾丸微石症是一种良性病变，但随着对睾丸微石症的深入研究发现睾丸微石症可能会对患者造成一些影响。首先，30%~60% 的患者出现睾丸实质内生精小管梗阻，梗阻使得局部充血，废物难以代谢，出现炎症和睾丸供血不足，最终可能导致男性精子数量减少、活力降低，并影响男性生育功能。其次，睾丸微石症具有发生睾丸生殖细胞肿瘤的潜在危险。

四、应该如何治疗睾丸微石症

睾丸微石症可能会与生育、睾丸肿瘤以及身体其他系统某些疾病或者全身综合征存在相关性，但睾丸微石症尚无良好的治疗方法，亦无须特殊治疗，若发现肿块或睾丸不适症状，需要到泌尿外科做相关的检查并进行治疗。

（邹林）

第五节
阴囊"不爽"
怎么办

　　一位 20 岁的年轻小伙子愁眉苦脸走进诊室,说道:"医生,我最近总是觉得阴囊隐隐的不舒服,坐得时间长了更明显,起来走路会好一些,而且总想尿尿,每次尿的又不多,尿完还感觉没尿干净,也不知道得了啥病?"看着小伙子焦虑的样子,我说:"根据你的情况,可能是得了前列腺炎。"小伙子更焦虑了,说道:"医生,我才 20 岁,都还没有女朋友,怎么会得前列腺炎?"我说:"前列腺炎在男性青春期后,甚至百岁老人都可能出现,可因频繁手淫、长期禁欲、饮酒等因素患病,是一种常见病,大部分人能治好,不必害怕。"听我这么说,小伙子松了一口气。我说:"目前看,你可能是患了前列腺炎,当然还要排除其他一些常见的引起阴囊不适的疾病,如精索静脉曲张等,建议你去做个尿常规,还有阴囊和精索静脉彩超。"小伙子听后欣然同意。最后经过进一步的诊断,确诊为前列腺炎,予以对症治疗 2 周,小伙子完全康复。

　　以上所讲的是泌尿外科医生在门诊遇到的一个典型的前列腺炎导致阴囊"不舒服(不爽)"来就诊的病例。首先,我们了解一下什么是阴囊"不爽"。阴囊"不爽"是个通俗的描述,范围比较广泛,具体包括阴囊不舒服、坠胀感、疼痛等。阴囊"不爽"在各个年龄阶段均可出现,诱因或有或无,涉及的疾病多种多样。

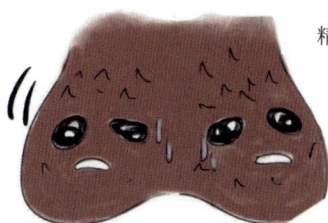

附睾炎　　　　　　　　　　　　　　　　精索静脉曲张

前列腺炎　　　　　　　　　　　　　　　泌尿系结石

睾丸扭转　　　　　　　　　　　　　　　睾丸肿瘤

针对阴囊"不爽"，在没弄清楚原因的情况下，千万不能大意。下面，给大家分享一些可引起阴囊"不爽"的疾病，让大家知己知彼，为健康保驾护航。

一、前列腺炎

男性从青春期一直到百岁老人，均可得到前列腺炎的青睐。通常，酒精饮料、辛辣饮食、久坐习惯或频繁手淫等容易引起前列腺炎，也可以没有任何诱因。得了前列腺炎，会出现尿频、尿不尽等一些常见的表现，还可能会出现阴囊、阴茎和会阴部的"不爽"。前列腺炎患者不一定同时出现上述表现，有的可能仅出现其中某一个表现。前列腺炎分不同的类型，有的是细菌感染引起的，有的是无菌的，每种类型的治疗各不相同。若怀疑前列腺炎，建议尽快到医院诊治，可以查一下尿常规、前列腺液，以及泌尿系统彩超等，进行抗感染治疗或者对症治疗。日常生活中，要注意避免辛辣饮食、饮酒、久坐，不要过度手淫，在条件允许的情况下保持规律性生活。

二、精索静脉曲张

精索静脉曲张不分年龄，年轻男性更容易出现。精索静脉曲张可引起阴囊"不爽"，阴囊坠胀感，久站后更明显。精索静脉曲张虽不会威胁到生命，但精索静脉曲张可能会导致男性睾丸功能及精子质量下降，损害男性生殖健康，影响男性传宗接代。精索静脉彩超就可以明确精索静脉曲张，建议患者最好再做一下精液质量检查，看看精子有没有问题。发现了精索静脉曲张，可以采取保守治疗或者手术治疗，千万不要放任不管。日常生活中，要注意尽量避免久站，可穿三角内裤将阴囊托起。

三、睾丸鞘膜积液

睾丸鞘膜积液可在不同的年龄出现，有先天性的，有患阴囊感染性疾病后出现的，也有没任何原因的。这个疾病常表现为阴囊逐渐增大，阴囊里面像长了个鼓鼓的球,很多人伴有阴囊坠胀感。严重的鞘膜积液可能会影响睾丸血液循环,甚至影响睾丸功能。一旦发现睾丸鞘膜积液,弄清楚原因后,可以选择观察,可以选择药物治疗,还可以手术治疗。具体怎么治,需要听医生的建议。

四、睾丸扭转

睾丸扭转在年轻小伙子中更多见一些,常发生于剧烈运动后,比如跑步或打篮球等。也有少数人在睡梦中发生睾丸扭转,原因复杂。这个疾病的特点是病情十万火急,睾丸很"不爽",很痛。严重的疼痛可能引起患者恶心、呕吐。需要提醒的是,有的睾丸扭转并不是很痛。切记,不能依靠睾丸疼痛程度自己在家判断疾病。一旦睾丸"不爽",医生还是建议赶紧就医。再次提醒,睾丸扭转很可怕,拖延会导致睾丸坏死甚至可能被切除。

五、附睾炎

附睾炎可发于任何年龄,很常见,患者常有阴囊疼痛、附睾变大,严重的还会发热。这个疾病需要赶紧去医院,进行睾丸、阴囊彩超及血常规、尿常规等检查,基本能明确诊断。附睾炎需要抗感染治疗,而且要足疗程。

六、睾丸肿瘤

睾丸肿瘤可发于任何年龄,睾丸会逐渐变硬,像个秤砣,站立时牵拉阴囊,导致阴囊坠胀不适。出现这种情况,赶紧到医院,进行睾丸、阴囊彩超及肿瘤标志物等检查,基本上能确诊。可以手术治疗,也可以放射治疗,依据病情决定哪种方法更合适。

七、泌尿系结石

泌尿系结石可于任何年龄发病,肾结石或输尿管结石可引起肾绞痛,这种疼痛不爽可能会放射到阴囊。泌尿系结石也要赶紧治疗，一旦延误，可能会引起肾积水，损伤肾功能，后果很严重。一般先安排患者进行泌尿系统彩超、尿常规等检查，然后根据患者具体情况选择保守治疗、体外冲击波治疗或者手术治疗。

　　总之，阴囊"不爽"非常常见，导致阴囊"不爽"的疾病非常多。患者病情有轻有重，一旦出现，不建议自己诊断、自己治疗。万一自己弄错了，轻则忍受病痛，重则危及睾丸安全甚至生命健康。

（卫冰冰）

第六节
包皮手术的
前世与今生

不得不承认,人是有些攀比心的。

就算躲得过攀比成绩、攀比个头、攀比体育,攀比懂事、做家务、嘴巴甜之类,总有一个攀比躲不过,那就是割包皮。

一到暑假,但凡晓得周围有一个男孩做了包皮手术,本来已经准备全方位"躺平"的家长们,立即就躺不平了。这不,今年暑假就接到一位家长的电话,说小区里很多与她儿子年龄相仿的小孩子都做过包皮手术,想问她儿子需不需要做手术。我告诉她,不是所有小孩子都需要做包皮手术,只有一些特殊的情况才需要做。我问她儿子具体情况怎么样,她说她儿子6岁,发现在龟头处有白色肿物,经常觉得龟头痒,还会用手抓。我建议她带儿子来门诊看看,隔天在门诊我见到她儿子,发现该患儿实际就是包茎导致包皮无法外翻,发现的白色肿物实际是包皮垢,追问病史确实有反复龟头痒及尿道口痒的情况,建议该患儿行包皮环切术。术后1个月,该患儿被带到门诊复诊,未再诉有尿道口感染及龟头痒情况。

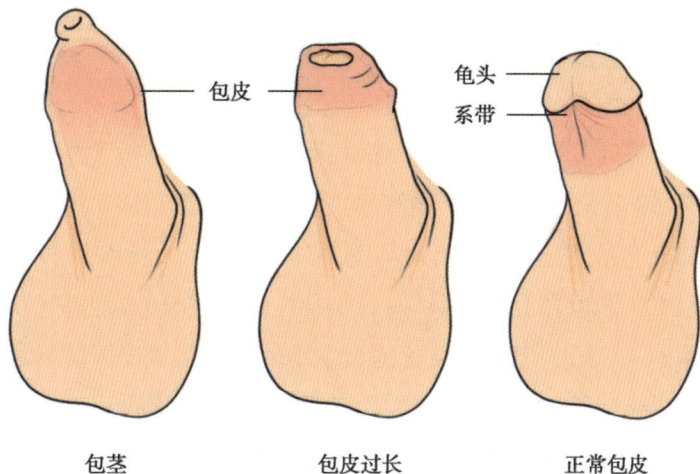

包茎　　　　　　　包皮过长　　　　　　　正常包皮

虽说攀比不是什么好事情，但上述患儿就诊的故事说明攀比有时也会带来好处，可以早期发现问题、早期处理，同时也说明很多家长对包皮过长是否需要做手术并不了解。因此，为了让大家更好地了解包皮手术，下面我和大家一起聊一下它的前世与今生。

一、前世——包皮手术的起源

很多人认为，世界上最早的外科手术就是包皮环切术（circumcision）。早在4 000多年前（公元前2345—公元前2181年），古埃及第六王朝Ankhmahor法老陵墓壁画中就出现割过包皮男性的画面，在同时期古埃及的浮雕作品也有成年男性接受割礼的场景，这应该是目前最早有关包皮手术的相关记录。

包皮环切术是治疗包茎和包皮过长最简单的小手术，同时也是男性外科开展最早的手术之一，但包皮手术的起源说法不一，目前大部分学者认为主要有三个方面：第一，有学者认为，包皮手术是由阉割手术发展而来，在古代战争结束后胜利者通常会采用阉割俘虏的方式作为战利品，但该方式会对俘虏身心产生较大伤害，为了避免对俘虏劳动力产生影响，只切除包皮作为战利品，因此在非洲的有些地区逐步演化成现在的包皮环切术；第二，非洲的不少国家认为，包皮环切是成年的标志，称为成人礼，也就是割礼，一般会在成年前或者结婚前由专人完成；第三，有学者认为，包皮环切实际就是一种宗教仪式。

二、今生——包皮手术的现状

现在，包皮环切术早已不局限于犹太人、穆斯林，而盛行于世界很多民族的人。在非洲，50多个国家和地区中有30多个在不同范围内实行包皮环切。其中，肯尼亚、乌干达、埃塞俄比亚、索马里、苏丹等国家，大约有80%的男子实行包皮环切手术。据世界卫生组织（WHO）报道，全球约30%的男子实施了包皮环切。在美国、加拿大、澳大利亚等国家常规的新生儿包皮环切手术已成为规范。受美国文化影响的韩国，要求男孩在12岁前常规进行包皮环切手术。在一些发达国家包皮手术率很高，美国居发达国家之首，达84%以上。在亚洲，韩国的包皮手术率最高,约为 84%。我国(除外香港、澳门、台湾地区)尚未有包皮环切手术的较准确的百分率,估计在 20%~25%。

并不是所有包皮过长及包茎的患儿都需要行包皮环切术,美国儿科学会不推荐所有的男性新生儿常规行包皮环切术。《中国泌尿外科和男科疾病诊断治疗指南(2022 版)》推荐的包皮环切术的绝对指征是病理性包茎,先天性包茎、反复的阴茎头包皮炎及泌尿系统异常所造成的尿路感染亦为包皮手术的适应证。《吴阶平泌尿外科学》中提出的以下适应证也可供参考:包皮口有纤维狭窄环、反复发作的阴茎头包皮炎、5 岁以后包皮口仍严重狭窄、包皮不能上翻显露阴茎头。

前面提到的患儿就诊时发现有包皮垢,并有反复感染,在做完包皮环切手术后,更容易清洁,不容易藏污纳垢,会降低部分感染的发生,但是要注意感染原因很多,包皮清洁不及时或者包茎所致的排尿阻力增加只是其中的一个方面。如果发生反复感染,最好到专科就诊,以免耽误诊治。无症状的包皮粘连不是疾病,而是一种生理现象,会随着生长发育而自然消失,不需要通过治疗来解决包皮粘连问题。如果局部有反复发炎的情况或为了更好的局部清洁卫生,可以选择在洗澡的时候做适当的徒手翻包皮训练,同时做好包皮内部和龟头的局部清洗。另外,家长经常会在患儿"小鸡鸡"上发现白色小肿物,实际就是包皮垢,通常位于冠状沟周围。当包皮粘连完全吸收和退缩上翻后,这些白色垢就很容易被清洗干净。包皮手术时机的选择也是很多家长关心的问题,考虑到麻醉、术后恢复等多方面因素,我们建议根据孩子的配合程度,在七八岁或青春期前,甚至成年之前完成手术都行,最好选择寒、暑假进行手术,毕竟术后孩子还是要恢复两三周才能回到活蹦乱跳的状态。

(曾四平)

第七节
羞答答的包皮
静悄悄地开

"羞答答的包皮静悄悄地开，慢慢地绽放它留给我的情怀。医生的手呀翻开它的等待，我在暗暗思量该不该将它一刀刀地开……"这是泌尿外科医生口中经常哼唱的小曲儿。沐浴着阳光，慢慢地踱到医院泌尿外科病房，扑面而来的是孩子们的打闹声、哭泣声和家长的笑骂声。

有人说抓住了蝉，就抓住了整个夏天。医生想到这里就笑了：你们眼里有蝉，我的夏天满是"雀雀"。

交班时听到"包皮过长、包茎、隐匿阴茎"等若干关键词的时候，我就知道他来了，他也来了，他们带着"雀雀"组团来了。

我知道他们会来，他们也知道我知道他们会来，但是我没想到他们知道我知道他们都会来的情况下他们还是一窝蜂地来，那么突然，又那么迅猛。

暑假过去了还有寒假，就那么等不及呢？

可能，当他们真正经历过一些事情的时候，冬天的风景和气味已经跟从前不一样了。

孩子看着站在面前的医生，通常都会笑得有些不自然，甚至有些羞涩，抑或畏惧。

其实孩子们不知道，不是所有的存在都合理，也并非所有的出水芙蓉都不需要被雕饰。

其实孩子们也不知道，虽然世界上很多东西都有保质期，甚至保鲜膜也是，而医生的手术却只会越做越纯熟——也许他们听不见彩虹出现的声音，闻不到阳光落下的味道，不能与爱人分享花开雪飘的惊喜，他们能做的只是一天天待在手术室，从早到晚地做手术和从晚到早地写病历。

谈到包皮包茎，常会有家长怯怯地问医生很多问题，那些医学名词让他们似懂非懂。

没关系,看了这篇文章,你理解起来就不那么困难了。

也许没有在最好的时刻做包皮手术,但是做了手术以后,就是最好的时刻。

一、什么样的包皮需要做手术

龟头完全显露的,不需要做手术;包皮比较长但是能完全显露的,可做可不做;龟头不能完全显露的,需要做手术;龟头外观显露很小,像个豆芽头的,也需要做手术。

二、为什么很多小孩要做包皮手术

人类在远古时代丛林中生存经常会受到蚊虫叮咬,也没多少衣服穿,所以在物竞天择的自然法则下更有优势的是包皮过长的人。

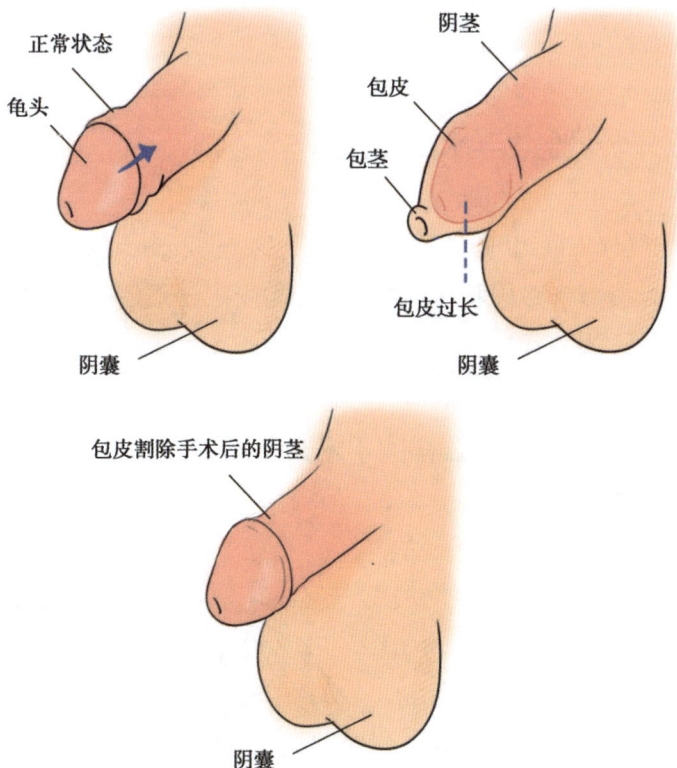

安徽医科大学梁朝朝院长在 1997 年对合肥地区 5 172 名男性青少年外生殖器疾病的流行病学调查发现:67.79% 的青少年男性包皮过长,10.09% 的青少年男性有包茎。《包茎和包皮过长及包皮相关疾病中国专家共识》指出:真性包茎、反复发生包皮炎阴茎头炎、可见明显狭窄环容易包皮嵌顿、慢性炎性增厚、包皮皲裂、合并良性肿瘤或者新生物者均建议手术切除。随着生活水平的提高,包皮环切也是爱生活、爱健康的体现。目前的包皮手术都是比较传统的治疗方式,只要是在正规医院手术,都是非常安全的。

三、小朋友的包皮有时候会红肿怎么办

如果是因为包皮长时间上翻形成的“圈套”影响体液回流而引起的肿大,要注意及时恢复到自然状态,肿胀明显翻不回去的,要及时到医院找专业的泌尿外科医生处理。

单纯的红肿更多见于局部炎症,可用红霉素眼膏或者碘伏消毒液清洗,切记不要用刺激性的碘酒或者风油精,否则结果会很刺激。

四、在什么年龄做包皮手术比较合适

孩子小时候包皮能起到保护作用,而且不少小朋友由于包皮垢或者生长的原因,包皮可以慢慢分离开来。如果没有明显感染,一般建议可观察到 8 岁左右,龟头还不能显露的,可以来做手术。

五、包皮手术一般选用什么样的手术方式

现在的手术方式很多,如传统的包皮环切术,即我们经常说的高领改低领,或者高领改翻领。当然现在也有包皮环、吻合器等其他方式,可以根据患儿的具体情况个体化选择。

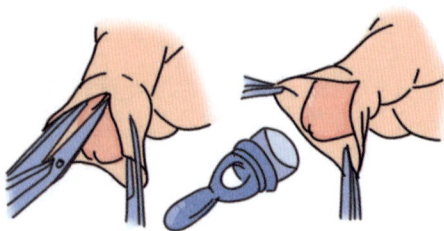

六、小朋友包皮手术后不太美观怎么办

手术后龟头完全显露,反而会有家长觉得不美观,其实这是完全正常的。还有些包茎患儿手术时需要分离,会有局部渗出、瘢痕形成、水肿等,这需要一定时间恢复,之后都会改善。

当然,关于包皮的问题还有很多,大家可以带孩子去当地正规综合性医院咨询。

来,"羞答答的包皮静悄悄地开……",让我们一起哼唱起来!

(李健)

第八节
包茎、包皮过长到底是怎么回事

　　每年小朋友的暑假,也就是我们泌尿外科医生的包皮手术季,门诊常会挤满带着小孩前来就诊的焦虑的父母们,他们不为别的,只为自家孩子"小鸡鸡"问题而来。其中问得最多的问题:包茎、包皮过长到底是怎么回事? 包茎、包皮过长到底有哪些危害? 到底哪些情况需要手术? 切包皮的最佳年龄到底是什么时候? 到底哪种手术方式好? 包皮手术恢复时间要多久? 术后需要注意些什么? 做了包皮手术,到底有哪些好处……这不,阳阳妈妈就带着种种疑惑来我们泌尿外科门诊咨询,下面就请谢医生一一来解答。

一、包茎、包皮过长到底是怎么回事

　　1. 包茎是因为包皮口狭小或包皮与龟头粘连,包皮不能上翻露出龟头。
　　2. 包皮过长是自然状态下或者"小鸡鸡"勃起时包皮仍包着龟头不能露出,但用手上翻时能完全显露出龟头至冠状沟处。

二、包茎、包皮过长到底有哪些危害

　　1. 包茎因包皮不能上翻,容易使包皮与龟头之间腔隙内积存尿液,容易出现包皮垢,滋生细菌引起阴茎头包皮炎、尿道外口炎,继而还能引起包皮粘连、包皮口炎性狭窄、尿道外口狭窄,影响排尿,导致反复尿路感染。
　　2. 包皮过长,如果不注意个人卫生,包皮与龟头之间腔隙内同样容易滋生细菌,引起龟头炎,甚至间接引起女性伴侣细菌性阴道病等妇科炎症的发生;另外,反复包皮感染刺激,特别是人乳头状瘤病毒(HPV)感染与尖锐湿疣、阴茎癌发生密切相关。

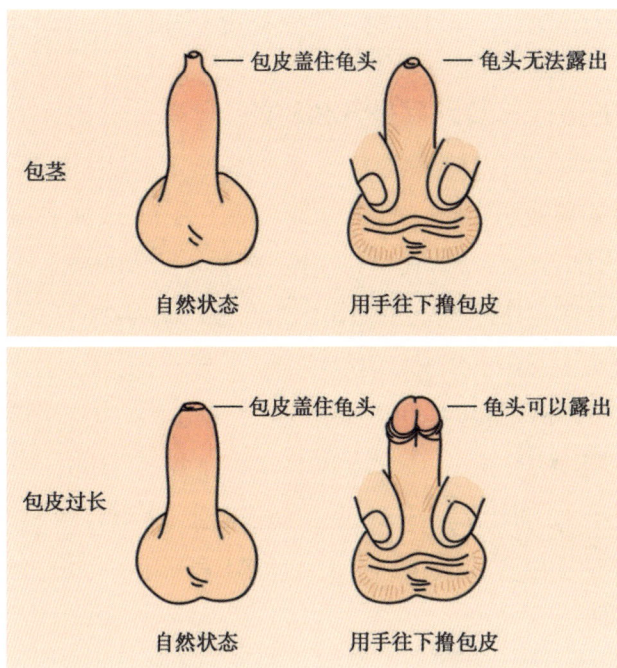

包茎   包皮盖住龟头   龟头无法露出

自然状态   用手往下撸包皮

包皮过长   包皮盖住龟头   龟头可以露出

自然状态   用手往下撸包皮

三、到底哪些情况需要手术

1. **包茎**   婴儿出生后存在生理性包茎,3~5岁以后包茎会慢慢好转,所以刚出生的孩子,不用急着手术。一般5岁以后若还存在包茎的情况(包皮口狭小,上翻时仍不能露出龟头和尿道口,或者尿尿时"小鸡鸡"前端气球一样鼓起,尿线细,影响排尿者),可以考虑手术切除。

2. **包皮嵌顿**   如果包皮存在一个狭窄环,容易发生嵌顿时,建议及时手术。包皮嵌顿是指包皮翻上去以后,包皮很难复位,属于泌尿外科急症,若处理不及时,可能会导致阴茎局部水肿,甚至阴茎头坏死,需要特别注意,应及时将嵌顿的包皮复位。

3. **包皮过长,切不切**   对于不发炎的包皮过长,只要经常将包皮上翻清洗,可切可不切,但是,对于以下几种情况建议切除。①反复发生龟头炎的患者,可以考虑切除包皮;②由于慢性炎症导致包皮明显增厚,影响阴茎勃起和性生活质量,可以考虑切除包皮;③包皮合并良性肿瘤或尖锐湿疣等新生物时,可以考虑同时切除多余包皮。

四、切包皮的最佳年龄到底是什么时候

包茎宝宝如果要切包皮,几岁合适啊?新生男孩100%会有生理性包茎,大概3岁后,大部分会自然好转,需要治疗的有以下几种情况:① 5岁以后,小儿如果仍然存在包茎,自行好转的概率比较低,可考虑手术;②如果5岁以前已经出现了反复龟头感染的情况,应该手术;③如果7岁以后,仍存在包皮过长、包皮口狭窄、包皮不易翻起等,也应该手术;④一般8岁以上小孩,能配合局部麻醉的,就可以手术。

包皮过长手术选择没有最佳年龄,只有应不应该手术。包皮过长是否应该选择手术治疗在于包皮过长是否对本人造成不良影响,如反复包皮感染、排尿异常、包皮嵌顿等。

五、怎么切

切包皮,医学上称之为包皮环切术,其历史悠久,被认为是人类最古老、最普通的外科手术,现在存在多种手术方式,如传统手工包皮环切术、激光手术、包皮环辅助包皮环切术、包皮切割吻合器辅助包皮环切术等。

1. **传统手工包皮环切术** 可以概括为三个字——画、剪、缝,标记好切口位置,剪刀剪掉多余包皮,可吸收线缝合。传统包皮手术时间相对较长,术中出血较多,局部麻醉下小孩难以做到全程配合;需要间断缝合内外板皮肤,往往出现缝线下组织坏死或针距间皮下组织膨出,愈合后常呈锯齿样改变;加之医生手术水平参差不齐,术中对包皮内外板切除量以及保留系带长短不易控制,容易造成系带过短和切缘不整齐,影响美观。

2. **激光手术** 多种多样,与传统手工包皮手术相比,剪刀换成了激光,所以里面需要一个内垫。

3. **包皮环辅助包皮环切术** 这种方式手术时间短,患者进行局部麻醉就可以做了,术中出血少,并且完全直视下定位包皮切除位置,可避免系带保留过短

或包皮切缘不整齐的情况发生，术后远期效果有保障，但是术后套环拆除前包皮水肿明显，容易出现夜间勃起疼痛。

4. 包皮切割吻合器辅助包皮环切术 是最近几年比较流行的方法，操作简单，手术时间短，术中出血少，术后吻合钉可自动脱落。患者痛苦小，水肿轻，对生活影响较小，切缘整齐，外观美观，成为目前临床应用最广泛的手术方式。

六、包皮手术后患者需要注意些什么

包皮手术后患者需要注意休息，避免长时间站立或剧烈运动，以免加重包皮水肿；避免饮酒及摄入辛辣刺激饮食；术后 8~10 天避免沾水，小便时注意不要弄湿纱布，避免切口感染；成人术后包皮切口愈合前，应尽量避免性刺激，避免因阴茎勃起而引起包皮切口裂开、出血。

七、包皮手术到底有哪些好处

1. 可预防包皮细菌滋生，减少龟头炎、尿路感染的发生。

2. 可降低阴茎癌发生率。

3. 可降低因为包皮过长或包茎而间接引起女性伴侣患细菌性阴道病等妇科炎症的风险。

4. 可降低艾滋病等性传播疾病的感染率。

（谢国欧）

第九节

你们都知道切包皮，
那包皮过短怎么办

一次值班间隙，同事小美眼见四周无人，悄悄地问我："潘医生，不是说男人包皮术后那方面功能也会更好吗？我一闺蜜昨天诉苦说，她老公半年前割完包皮后，每次爱爱时都像怕里面有刺一样，不敢深入浅出，她都快抑郁了。"通过仔细询问，原来是小美闺蜜的老公在术后出现勃起时包皮紧绷、牵扯伴有明显疼痛，因此每次爱爱都勉为其难。

从医生角度来看，并非所有的包皮都需要一切了之，我们需要知道包皮手术最主要目的是治疗或预防感染。

一、哪些情况下需要做包皮手术

1. 包皮垢积存，经常出现龟头红肿、瘙痒或引起尿频、尿急、尿痛等症状，或每次性生活之后引起女伴阴道不适。

2. 反复炎症，龟头敏感性增高，性生活时射精控制能力下降。

3. 包皮上翻时困难或无法上翻，或上翻后引起龟头嵌顿、水肿。

4. 合并系带过短，在自慰或性生活时系带处有明显牵扯痛，甚至出现系带撕裂出血。

以上概括了绝大部分需要手术治疗的包皮。如果没有以上症状，先等等吧，做好个人卫生即可，不要因为别人做你就来做。万一术后剩余包皮少了，勃起后紧绷绷的，性生活过程中，包皮的"滚动感"就自然减少了。虽可纵享丝滑，但却再也难以体会另一个真谛：滚，妙不可言。

二、包皮的发育

大多数发育正常的孩子,出生后包皮都是包裹阴茎头的,这是进化的结果:在年幼力弱无法保护"雀雀"安全的情况下,这就送了它一副盔甲。

在青春期随着性器官的快速发育以及萌动的性意识带来的自慰行为,部分包皮可退缩至冠状沟处,自然暴露阴茎头——当你强壮到足以保护自己,即使没有盔甲,也毫不在意。

正常情况下,阴茎皮肤有较大的伸展性,可随海绵体的膨大而延长,从而使阴茎充分勃起而不受束缚。当阴茎皮肤长度不足,勃起后产生牵拉而引起疼痛甚至阴茎弯曲症状,这就是包皮过短。

三、为什么会出现包皮过短

导致男性包皮过短的原因有很多,一部分是先天性外生殖器发育异常,比如尿道下裂,更准确地说是包皮缺损。大多数包皮过短是后天形成的,如手术不当、外伤以及皮肤烧伤、感染等疾病造成的包皮组织受损,其中,手术不当是相对常见的原因。

这位美女同事闺蜜老公的"雀雀",就是遭遇了这种概率很低的并发症。包皮过短的诊断并不复杂,通过症状描述、手术史,以及基本的视诊、查体即可明确。

需要注意的是,阴茎在自然状态下往往无异常感觉,当阴茎勃起时才会感到皮肤紧绷,伴随出现疼痛,严重者可导致在性生活中出现阴茎歪曲、勃起受阻、性交不能、射精障碍,影响性生活质量,成为幸福生活的"麻烦制造者"。

四、包皮过短该怎么办

包皮过短无特效药。解决鬼斧,需要神工。

"凡事预则立,不预则废",手术也一样。虽然面对的都是人,每个人的病情却不尽相同。一个优秀的外科医生,术前要详细了解患者具体情况,做到心中有数,完善的手术方案决定着术前准备是否充分,手术过程是否安全、流畅,甚至决定患者术后恢复是否顺利。

包皮环切手术引起的包皮过短,一般在手术后 3~6 个月症状会逐渐减轻,可不急于手术矫正。如果半年后症状仍不能改善,考虑手术治疗。

如果是烫伤、烧伤后瘢痕导致的包皮过短,自然恢复的可能性小,应尽早手术治疗。

包皮过短的治疗主要是补充阴茎皮肤,以缓解阴茎勃起时的症状,不影响正常性生活的进行。常用手术方式有阴囊皮瓣法和皮肤移植法。手术后,患者可能面临局部手术区域的感染、血肿、创面挛缩甚至缺血坏死,还存在移植皮肤与阴茎皮肤有色差等问题。因此,术后应避免一些剧烈的运动,也可酌情应用镇静剂,防止阴茎勃起导致出血和疼痛,排尿时如果尿液浸湿敷料,要立即更换,应用抗菌药物预防感染。

提示

包皮环切手术时如果没有控制好切除范围会引起包皮过短,因此,当患者需要进行包皮环切手术时,不要听信小广告或者贪图便宜去一些不正规的医疗机构,要到正规医院进行规范治疗。此外,生活中还要避免一些意外,如烧伤、烫伤等,一旦发生外伤,要及时去医院就诊。

> 呦呦——药——切克闹,包皮环切来一套,
> 广告宣传不可靠,贪图便宜往坑跳。
> 环切主要防感染,盲目手术为哪般,
> 严格把握适应证,做完大家都高兴。
> 一不小心留得短,勃起疼痛且变弯,
> 直捣黄龙不可能,成人之美太为难。
> 轻微偏短莫心急,观察仨月至半年,
> 仍未恢复需手术,皮肤移植或皮瓣。
> 术后避免频勃起,可用雌素镇静剂,
> 还要注意防感染,有无血肿密切观。

(潘运高)

第十节
藏猫猫的
"丁丁"

男孩的"丁丁"历来是父母关注的焦点,门诊常见一些父母带着孩子来就诊,认为孩子"丁丁"怎么越来越小了,好像藏猫猫一样。其实,大部分小朋友的"丁丁"都是正常的,有的只是外观看起来很小,但真正的阴茎并不小,只是由于阴茎被埋在皮下,造成外观上异常罢了。这就是所谓的隐匿阴茎,即原本正常发育的阴茎被耻骨上方脂肪垫埋藏,导致阴茎外观不显著的一种异常情况。从外观来看,典型的临床表现为阴茎成鸟嘴样或山堆样外观,龟头无法显露,很容易让家长误以为是因为包皮过长或包茎导致。下面是我总结患儿家长常见的几个疑问,在此答疑解惑。

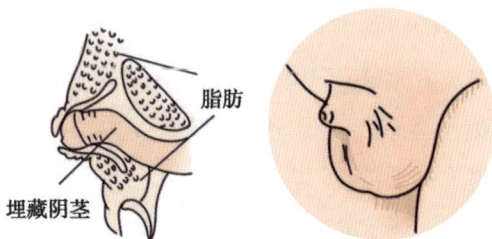

脂肪

埋藏阴茎

问题一:大夫,隐匿阴茎是怎么形成的?

隐匿阴茎形成的原因通常有三种:第一种是由于小儿肥胖,阴茎埋藏在脂肪层内,外露的部分较小。这种隐匿阴茎在小儿出生时尚属正常,在生长过程中如果食物摄入过多,能量消耗较少,一旦脂肪积累,阴茎就渐渐隐埋皮下。对于这种情况,只要在孩子青春期发育时适当控制饮食、加强运动,体重减轻后,情况就会好转,所以不急于手术治疗。第二种是由于阴茎在发育时,腹部皮肤没有紧贴阴茎向前延伸,而是直接连接到阴茎头的冠状沟部,这时只是见到露在皮肤外的阴茎头或一些包皮皱褶,此类情况一般需要手术治疗。第三种是由于各种阴茎手术后瘢痕形成,查体时在通常阴茎显露的部位仅见鸟嘴样或烟斗样的短小阴茎,尿道开口位置正常,可见包皮口狭窄。用手按压推挤阴茎根部的皮肤一般可见正常阴茎体显露,松开后阴茎体迅速回缩。

问题二:这个病严重吗?对孩子有什么影响?

日常生活中,父母要注意孩子"丁丁"的发育情况,如果孩子存在上述情况,要及时带孩子去看医生,以免对孩子的身心造成影响。一般来说,隐匿阴茎的孩子,因为"丁丁"的外露长度比同年龄孩子短,尤其是青春期后,他们可能会由于"丁丁"异常的外观而自卑,并逐渐变得内向并害怕社交。如果孩子成年后,隐匿阴茎仍未得到有效治疗,在性生活中可能会出现极大的不适,明显影响性生活质量。除此之外,还容易发生龟头炎、尿路感染、包皮和龟头粘连等疾病。

问题三:得了这个病应该如何治疗?效果好吗?

根据隐匿阴茎的不同病因有不同的治疗方法。

1. 肥胖导致的隐匿阴茎,患儿一般通过有计划地锻炼和减轻体重可明显改善阴茎的隐匿外观,一般不急于手术治疗。

2. 发育导致的隐匿阴茎,进行手术矫形是唯一有效的治疗方法。手术方式主要包括阴茎皮肤肉膜松解固定、切除纤维索带、阴茎皮肤塑形、去脂阴茎矫正等。常用的手术方式为扩大狭窄的包皮口和延长过短的阴茎皮肤,再切除限制阴茎伸长的纤维索带和增厚的肉膜,继而牵出隐匿的阴茎海绵体,最后将阴茎根部皮下固定于白膜,防止阴茎回缩。

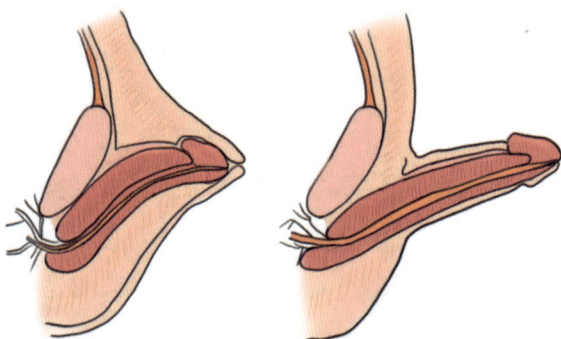

隐匿性阴茎术前　　　　隐匿性阴茎术后

3. 对于包皮手术后局部瘢痕导致的隐匿阴茎,轻度者可以局部外用倍氯米松软膏,严重者则需要通过手术切除或松解局部瘢痕矫正。

问题四:如果孩子需要手术治疗,那么该如何选择手术时机?

关于隐匿阴茎的手术指征与手术时机的选择目前尚存在争议。有学者认为,部分隐匿阴茎随着年龄的增长,症状可以改善,甚至痊愈,因此,主张手术年龄应推迟至 12~14 岁,因为此阶段体内雄激素水平逐渐升高,阴茎发育快,是治愈的关键年龄段。也有学者认为,自愈并非经常发生,且阴茎皮肤束缚于腹壁上,妨碍了阴茎皮肤的正常发育,随着年龄增大,皮肤延展性变差,因此,一旦确诊应尽早手术。此外,如果存在包茎,阴茎清洁困难,易致龟头炎等,不及早手术治疗,可能会影响阴茎发育,造成生理上和心理上的障碍。另外,随着生活条件的改善和环境的改变,许多患儿在青春期前开始关注外生殖器,在等待自愈过程中可能发生心理障碍。一般认为,如果诊断清楚,手术时机以学龄前期较为合理,既保证阴茎正常发育,又不影响儿童的心理成长,最迟也应在青春期之前手术。

问题五:手术后应注意什么?

隐匿阴茎手术后常规须留置尿管,在患儿清醒后 2 小时即可拔出,拔出尿管后需要观察患儿排尿情况。患儿清醒后常规心电监护 4~6 小时,术后进食流质饮食,无特殊不适后逐步恢复正常饮食。整个阴茎(包括阴茎冠状沟位置),需要完整地加压包扎,这是防止冠状沟处包皮内板水肿的重要方法。术后常规不需要使用抗生素,遵医嘱换药,观察切口情况和适当包扎,根据水肿情况一般建议包扎 5 天左右。术后第 1 个月、第 3 个月、第 6 个月常规门诊复查,观察阴茎外观情况。

问题六:孩子的小"丁丁"会不会还有其他问题?

也有少数小朋友存在阴茎本身发育不良,这就需要在做出隐匿阴茎诊断前与小阴茎、先天性阴茎缺如、会阴型尿道下裂等疾病相鉴别。小阴茎患儿表现为阴茎外观细而短小,进行阴茎测量可发现阴茎体长度小于正常阴茎体长度 2.5 个标准差及以上,并常合并内分泌异常。先天性阴茎缺如患儿体检时外阴部无阴茎,并常合并肛门闭锁等其他系统畸形。会阴型尿道下裂患儿有时可能会与隐匿阴茎相混淆,鉴别点在于会阴型尿道下裂尿道开口于会阴部,而隐匿阴茎尿道开口位置正常。

问题七：家长在家如何检查孩子"丁丁"的发育情况？

1. 看一看孩子"丁丁"的包皮是否能上翻，龟头是否完全露出。若能翻上去，且露出整个龟头，即使包皮长也没什么问题，只要经常给孩子上翻清洗就可以了。若包皮外口很紧，虽能上翻，但不能完全露出龟头，就需要到医院简单处理一下。若包皮完全不能上翻，龟头一点儿露不出来，需要及时带孩子就医。

2. 观察孩子"丁丁"，如果看上去只像一个突起的小丘，用手轻轻拉动阴茎头后，阴茎在拉伸过程中会暴露出来，但是在释放手之后，它很快就会缩回。出现上述情况，孩子可能患有隐匿阴茎，需要及时找专业医生进行检查。

总而言之，"丁丁"虽小，事关重大。家长朋友们一旦怀疑自己孩子"丁丁"躲猫猫了，最好到正规医院找泌尿男科医生看看，如有需要，及早治疗，通常会有较好的效果。

（徐国良　吴荣华）

第十一节
"丁丁"嵌顿
——阴茎异物

一、病历摘要

急诊接诊一名 65 岁男性患者,痛苦面容,询问病史总是回避,再三追问下勉为其难说出阴茎异物嵌顿 8 小时。患者述丧偶,为了解决生理需求,将 2 个螺母套入阴茎,结果螺母不能取下。查体:阴茎可见 2 枚大小不等的螺母,远端包皮明显水肿。诊断:阴茎异物嵌顿。予以留置导尿管,局部麻醉后将穿刺针多点位刺入阴茎远端水肿皮肤,抽出渗液并挤压水肿包皮,使水肿逐渐消退,取下螺母。

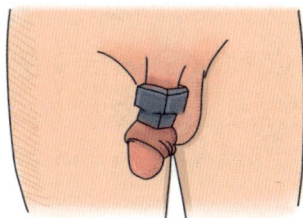

二、疾病介绍

(一)阴茎异物嵌顿形成的原因

阴茎异物嵌顿导致阴茎绞窄是泌尿外科急症,临床处理非常棘手,好发于青少年和成年男性,主要原因为手淫、性好奇和性异常等,嵌顿的异物有铁环、钢圈、轴承、榔头、塑料管、塑料瓶等。异物套在阴茎根部,阴茎静脉回流受阻,导致阴茎过度充血膨胀,异物不能取下而嵌顿,进一步导致阴茎淤血、绞窄。确诊后处理的关键是及时解除异物嵌顿,若处理不及时,可导致皮肤溃疡、阴茎坏死、尿瘘、性功能障碍等严重后果。因此,不但要及时取出嵌顿物,处理并发症,还要尽量维护阴茎功能。

（二）阴茎绞窄分级

阴茎绞窄损伤程度因绞窄时间及阴茎卡压情况而异，Bhat 等将阴茎绞窄分为五级：1 级，单纯的阴茎远端包皮水肿不伴有阴茎皮肤溃疡和尿道损伤；2 级，有皮肤损伤和海绵体受压，但无尿道损伤，阴茎包皮水肿伴有感觉下降；3 级，尿道有损伤但无尿瘘，阴茎远端感觉丧失；4 级，尿道海绵体断裂形成尿瘘，阴茎海绵体进一步受压伴有感觉丧失；5 级，阴茎远端坏死和自行离断。

（三）阴茎异物嵌顿的治疗方法

由于长时间异物嵌顿可能致尿瘘和阴茎坏死等严重并发症，故一旦确诊，应立即手术去除。去除的方法取决于嵌顿物的质地、大小、嵌顿时间、嵌顿程度以及嵌顿处和远端皮肤组织的毁损情况等因素。阴茎异物嵌顿的治疗方法包括穿刺抽吸法、线锯法、线绳缠绕法、工具切割法和手术治疗等五种方法。

1. **治疗方法的选择**　应该遵循由易到难的原则，尽量减少对局部组织的创伤，首选在阴茎及嵌顿物处抹润滑油配合适当牵引、按压直接取下嵌顿物。对于嵌顿物较重、阴茎肿胀明显者，可予以穿刺针多点位刺入阴茎水肿皮肤、皮下，必要时适当刺入阴茎及尿道海绵体少量放血。通过加压、挤压肿胀阴茎，将淤血及渗液从针孔挤出，使水肿阴茎逐渐变细，于嵌顿物内侧、远端阴茎表面涂抹润滑剂，将嵌顿物向远端提拉、刀柄按压远侧肿胀皮缘，使嵌顿物远侧皮肤逐步进入嵌顿物。

2. **治疗方法的优缺点**　①穿刺抽吸法：适用于嵌顿时间较短的 1~3 级阴茎绞窄患者，优点是快速有效，缺点是会导致局部损伤，甚至性功能障碍，而且对于嵌顿时间较长的患者效果不佳。②线锯法：适用于 1~4 级阴茎绞窄患者，尤其适用于其他方法无效或者效果不佳的塑料和金属异物嵌顿，优点是局部损伤小，简单有效，无须麻醉，缺点是操作时间可能较长。③线绳缠绕法：适用于嵌顿时间较短的 1~3 级阴茎绞窄患者，优点是快速有效，缺点是局部易损伤，甚至发生性功能障碍，对于嵌顿时间长的患者效果不佳。④工具切割法：即使用砂轮、电钻、剪刀、钳子等工具，适用于 1~4 级阴茎绞窄的所有患者，优点是操作方便,快速可靠,无须麻醉,缺点是操作不当会损伤阴茎,导致严重的并发症。⑤手术治疗:适用于严重的 4~5 级阴茎绞窄损伤,长时间的阴茎绞窄可导致阴茎坏死和尿瘘等,需要手术处理。

（徐辉）

第十二节
聊聊前列腺增生

"人老气血衰，屙尿打湿鞋"是前列腺增生患者的真实写照。楼上张大爷今年 70 多岁了，因为楼房隔音效果差，每到晚上都能听见张大爷上厕所的声音，最多时达 10 余次。早晨在楼梯里见面时，张大爷显得特别不好意思，说道："我影响你们休息了，人老了，得了前列腺增生，真没法子。"我说："这是正常的生理进程，严重的话，可以去泌尿外科门诊就诊，有办法治疗，效果也不错。"张大爷听了我的话，在泌尿外科门诊开了口服药，现在，张大爷晚上起夜的次数明显减少，也能很好地休息了，老大爷非常感谢我。那么什么是前列腺增生，本文就带你一起了解前列腺增生。

老百姓通常说的前列腺肥大其实就是前列腺增生的俗称，是引起老年男性排尿困难的重要原因，也是老年男性最为常见的一种良性疾病。据统计，男性一般在 45 岁以后发生前列腺增生，多在 50 岁以后出现临床症状。前列腺增生的发生率与年龄增长呈正相关。随着我国社会日趋老龄化，前列腺增生患者会越来越多。如何为前列腺增生患者解除困扰，成为泌尿外科医生的重要使命。

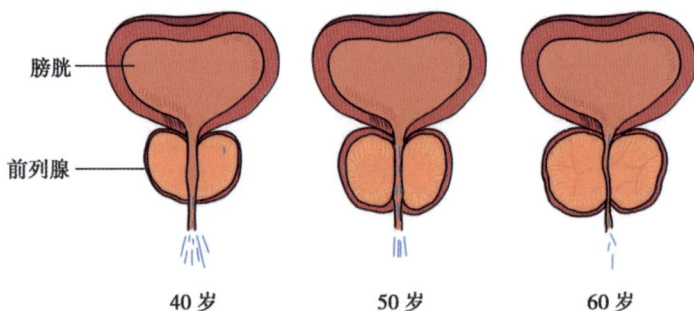

膀胱

前列腺

40 岁　　　　　50 岁　　　　　60 岁

一、前列腺个小作用大

前列腺是男性特有的性腺,也是最大的附属性腺,形状像个倒置的栗子,正常重量 8~20g,深深藏于骨盆中,在我国香港和台湾地区有"摄护腺"的美誉,它包绕整个尿道的前列腺部,守卫着膀胱,把守着尿液从膀胱排出体外的咽喉要道。前列腺有四大"内功":①外分泌功能,主要分泌前列腺液,前列腺液是精液的主要成分;②内分泌功能,富含 5α- 还原酶,担任雄激素的代谢任务;③控尿功能,有内、外括约肌的辅助,对术后控尿功能功不可没;④辅助运输精子,起到推波助澜作用。因此,可以为前列腺颁发"性福功臣"荣誉勋章。

二、前列腺增生的来龙去脉

前列腺增生发病有两个要素要牢记:年龄增长和有功能的睾丸。前列腺增生的发病机制尚不明确,可能是由于上皮和间质细胞的增殖与凋亡失去平衡,前列腺增生的相关因素包括雄激素与雌激素相互作用、前列腺间质 - 腺上皮细胞的相互作用等。前列腺增生是男人的长寿病。

三、前列腺增生患者的表白

在早期前列腺增生患者的描述中,尿频、尿急是常用语,患者主诉每次排尿量不多,排尿频次陡增,起夜次数明显增多,有时达 10 余次,严重时发生尿裤子(尿失禁),严重影响睡眠及生活质量;随着病情发展,患者逐渐出现排尿困难,如尿线细、射程短、排尿滴沥等,排尿在厕所等待很长时间,越紧张越尿不出来;还有些患者就诊时说有血尿,也是前列腺增生的伴随症状;尿路感染、膀胱结石、肾积水、肾功能不全、内痔、脱肛、腹股沟疝等是前列腺增生患者晚期的并发症。

值得注意的是,前列腺增生引起的排尿不适等下尿路梗阻症状,严重时可引起患者生活质量下降,容易造成精神困扰。而紧张、烦躁等又可进一步加重患者精神性尿频等症状。故患者需要正确对待前列腺增生,不要有过多的精神压力,发现相关症状应及时到正规医院进行规范的检查和治疗。

四、前列腺增生患者如何就医问药

有尿频、排尿困难、尿潴留等症状的患者应该去正规医院的泌尿外科或男科门诊就诊,认真、详细地回答医生提出的问题,如实填写前列腺症状评分表(IPSS评分表),根据自己的不适症状认真填写,并配合医生进行必要的体格检查,按照医生开具的检查单逐项进行检查。

五、前列腺增生患者应该做哪些检查项目

(一) 体格检查

体格检查包括外生殖器检查和直肠指检,外生殖器检查主要是排除包茎和尿道狭窄等疾病;直肠指检可以了解前列腺的大小、硬度、有无结节、中央沟是否变浅或消失,以及肛门括约肌的张力。

(二) 前列腺特异性抗原(PSA)

前列腺特异性抗原不是前列腺癌患者特有的,前列腺炎、前列腺增生患者中该抗原都可以明显升高,留置尿管也可以导致前列腺特异性抗原升高。正常人前列腺特异性抗原≤4ng/mL,如果前列腺特异性抗原>10ng/mL,则有前列腺肿瘤的可能性。

(三) 泌尿系统超声检查

泌尿系统超声检查包括经腹部超声检查和经直肠超声检查两种途径,可以检查前列腺大小、质地、有无结节等,并且可以测量残余尿量。

(四) 尿流动力学检查

尿流动力学检查是有创检查,通常应用于下尿路症状非手术治疗无效或是对于是否为膀胱出口梗阻导致下尿路症状存在疑问时,排除神经源性膀胱。

(五) 磁共振成像

对于前列腺特异性抗原(PSA)升高、直肠指检或超声检查前列腺有结节的

患者,需要进行磁共振成像检查,排除前列腺癌。

六、前列腺增生会影响男性生育能力吗

前列腺增生常见于 50 岁以上的中老年男性,此时一般已对生育无特殊要求。前列腺增生不会影响精子的数量、活性等指标,一般也不会影响性功能,患者不必过于担忧,但其并发症如尿路感染、精囊炎等,可能会对生育和性功能产生一定影响。

七、治疗前列腺增生如何手到病除

保守治疗:包括患者教育、生活方式指导、随访等,改变生活方式,避免辛辣食物及饮酒,保持大便通畅。

药物治疗:口服药物治疗适合轻症患者,常用药物有 α 受体阻滞剂(如坦索罗辛)、5α- 还原酶抑制剂(如非那雄胺)、植物制剂(如普适泰)等。

手术治疗:重度前列腺增生导致的下尿路症状已明显影响患者生活质量时可选择手术治疗,尤其是药物治疗效果不佳或拒绝接受药物治疗的患者,可以考虑手术治疗,目前常用的手术治疗方法有经尿道前列腺电切术、经尿道钬激光前列腺剜除术等。

八、如何预防前列腺增生

前列腺增生其实是生理上的老化现象,预防不能做到百分之百不发生。但是有效的预防措施可以减慢前列腺增生的疾病进程。前列腺增生的预防措施包括:①避免久坐和长时间骑自行车;②避免辛辣食物,戒烟戒酒,限制酒精类和含咖啡因类饮料的摄入;③合理膳食,多吃蔬菜、水果,如西红柿、苹果等;④性生活有节制;⑤保持大便通畅。

九、前列腺增生术后康复措施

前列腺增生虽说是微创手术,但是术后康复也很重要,不能说做完手术就

万事大吉了。前列腺增生术后注意事项包括：① 3 个月内避免剧烈运动和骑自行车；②保持大便通畅，多吃富含纤维食物；③避免进食辛辣食物和饮酒；④观察排尿情况，若出现血尿和尿线细等情况需及时就诊。

（周卫东　陈金波）

第十三节

直肠指检

——前列腺检查的敲砖石

一、身边的现象

老王今年刚刚退休,平时作息规律、热爱运动、性格开朗,生活有滋有味,体检时彩超发现前列腺增生,并且前列腺特异性抗原(PSA)升高,于是刚拿到报告的老王来找医生咨询,医生建议老王首先做直肠指检。什么? 老王一脸茫然,那么直肠内都有什么呢?

二、什么是直肠指检

肛门是下消化道的出口部位,位于肛管的下部,肛管内有 6~10 条纵行的黏膜皱襞称为肛柱,肛柱下端半月形黏膜皱襞称为肛瓣,肛瓣旁的隐窝为肛窦,肛门为前后纵行的裂孔,前后径 2~3 厘米。

直肠指检是医生用手指(通常为示指)润滑后伸入肛门内检查直肠内多种疾病的方法,可以检查肛门内 7~10 厘米直肠病变,包括痔、肛周脓肿、肛瘘、肛门乳头状汗腺瘤、直肠息肉、直肠癌等。近年来随着人口老龄化,前列腺增生和前列腺癌发病率增高,直肠指检是诊断和鉴别前列腺疾病必备的方法。通过直肠指检可以探查前列腺大小、质地、活动度,以及有无结节、触痛和肛门括约肌张力、指套血染情况,可以有效协助前列腺增生和前列腺癌的诊断与鉴别,特别是近年来大规模前列腺癌人群筛查,直肠指检成为必不可少而又最为便捷的检查项目,为经直肠前列腺穿刺活检前的靶向穿刺定位提供更加准确的信息。前列腺癌大多发生在外周带的特点,有助于提高前列腺癌确诊率,直肠指检可以根据患者的具体身体状态个体化选择不同体位姿势,包括左侧卧位、弯腰前俯位、截石位、胸膝位和蹲位等。

三、直肠指检操作简单,意义重大

老王了解了直肠指检的重要性后消除了疑虑,欣然接受了检查,果然发现了问题,直肠指检发现老王前列腺增生伴有偏硬结节,于是进一步通过评估,发现前列腺肿瘤(早期隐匿的癌症),得到了及时治疗。直肠指检不仅可早期发现前列腺癌,还能发现直肠癌等重大疾病。

因此,50 岁以后请每年做直肠指检,如果是有前列腺癌、肠道肿瘤等家族史的人,更要重视直肠指检,提前到 45 岁开始。

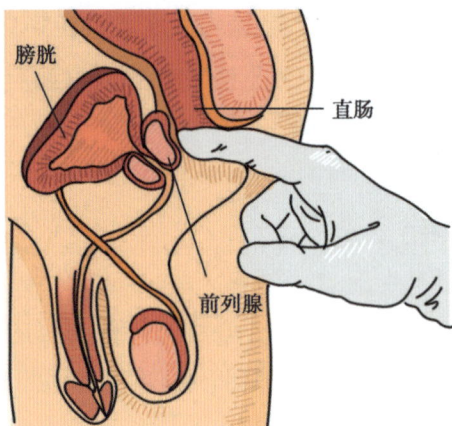

（张多兵）

第十四节

怎么领取
前列腺发的"盐"

周二早晨,我提前到门诊,看到诊室外面坐着个30多岁的年轻人,表情淡漠,不修边幅。门诊护士跟我说这个年轻人早早就在门诊等着我了,护士上前询问,他也不回答,只是低着头。

"请进来吧,叫什么名字,怎么不舒服?"我同时翻阅他既往的病历,曾经在多家医院就诊,诊断为慢性前列腺炎,检查做了不少,药也吃了很多。

"医生,你不用问了,我自己的毛病自己清楚,反正也看不好,又不能不治,你就给我开点儿药吃吃,什么检查也不用做了。"

我说:"来都来了,给你做个男科检查吧,其他的检查你都做过,就不重复了,我都不怕浪费时间,你怕啥?"

男性外生殖器检查及直肠指检均未发现异常,既往尿常规及泌尿系统彩超检查均正常。

"告诉我这次就诊主要想解决什么问题或哪里不舒服,慢性前列腺炎症状多样,主要针对你的症状治疗,你不敞开心扉讲出来,医生很难帮助你,久而之这病就越来越难看好,失去了治疗的信心,就会破罐子破摔,长此以往就会患心理疾病。"

"刘医生我跟您说实话吧,其实我心里有很多顾虑和疑问,平时你们医生都很忙,我也不好意思多问,每个医生都说是慢性前列腺炎,开的药也差不多。"

1. 慢性前列腺炎能治愈吗

刘医生:答案是肯定的,举个例子,慢性前列腺炎好比感冒一样,单次发病可以治愈,但不注意生活习惯可再复发。

2. 慢性前列腺炎容易复发吗

刘医生:改变不良生活习惯并长期坚持,慢性前列腺炎是不容易复发的。

3. 慢性前列腺炎治疗需要多久

刘医生：慢性前列腺炎治疗疗程一般为 1~3 个月，症状缓解开始于 1 个月后，少部分患者疗程需要半年或更长时间。因为疗程长，起效慢，患者要有足够的耐心和信心。

4. 慢性前列腺炎治疗目标是什么

刘医生：对于慢性前列腺炎，主要是对症治疗，改善生活质量，消除不良情绪。不要过分在意检查结果异常，如前列腺液异常、前列腺钙化等。主要治疗方法包括药物治疗和改善生活习惯，两者相辅相成，协同作用，缺一不可。

5. 改善生活习惯具体怎么做

刘医生：改善生活习惯主要体现在以下几方面。①忌烟、酒、辛辣刺激性食物；②避免久坐，多饮水；③早睡早起，规律生活；④投入感兴趣的体育运动或娱乐活动；⑤每晚温水持续冲洗会阴部 20~30 分钟（如下图，未婚未育注意保护睾丸）。

以上生活方式简单但不易做到，做到但不易坚持，接下来看你们的了！！！

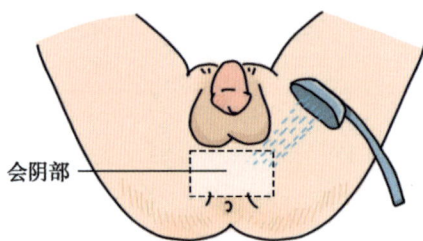

会阴部

6. 如何理性对待慢性前列腺炎

· 到正规医院泌尿外科或男科，请经验丰富、治疗专长的医生诊治。

· 请相信和注意聆听医生的建议。

· 若有严重焦虑或抑郁可同时就诊心理科医生，与慢性前列腺炎一起治疗。

· 按疗程服药，坚持改善生活习惯，保持乐观的心态。

小结：慢性前列腺炎为泌尿外科门诊常见病，其实并不可怕，经过正规治疗，大部分患者是可以治愈的。但治疗周期长，起效慢，需要医患双方共同配合，并肩作战，你准备好了吗？

（刘庆）

男人的难言之隐
——细说前列腺炎那点儿事儿

半年前,遇到一个偷偷摸摸来门诊的患者,刚一进入诊室马上就把门关上,生怕其他人撞见似的,轻声细语地说:"医生,我今年才 38 岁,最近一年感觉男人那方面不够厉害了,不单纯是时间短了,而且总是很快就软下来,老婆对我意见都很大了,我苦不堪言啊,医生有啥好办法吗?"

"请问,你做啥工作? 平时有啥不舒服吗? 压力大吗?"

"哎,这两年我一直开出租车,工作、生活压力比较大,有时候一开就是十几个小时,说到不舒服,最近 1 年多来感觉下身胀胀的,解小便费劲,而且次数也多了很多,总有解不完的感觉。"

这位患者虽然出现症状,但是从来没做过检查,而且生活习惯也不好,经过仔细检查,发现这位患者得了慢性非细菌性前列腺炎,经过 2 个月的规范治疗,当他回来复诊的时候开心地说:"医生啊,我现在情况好多了,下身也不酸胀了,关键男人的功能又强大了,老婆对我很满意,对我也很温柔,非常感谢你啊!"

在日常生活中,我们很多男同胞会遭遇同样难以言说的尴尬,其实它并不可怕,它只不过是属于"男人的感冒"——前列腺炎。

说到前列腺炎,它是成年男性常见的疾病,有资料显示,约有 50% 的男性在一生中的某个时期会受到前列腺炎的影响,它会影响男性的生育功能,造成其免疫力下降,甚至会造成男性性功能障碍。那么接下来我们将从四个方面来仔细探究一下这么可怕的前列腺炎。

一、前列腺在哪儿? 有啥作用

前列腺呈稍扁的栗子形,位于膀胱与生殖膈之间,年轻人的前列腺体积大小约为 2 厘米 ×3 厘米 ×4 厘米。前列腺对于我们的重要性不言而喻,是人体的附属性腺之一,它的内部有 30~50 条腺管,主要功能是分泌前列腺液,而前列腺液是精液的重要组成部分,也正因为有它才更加有利于精子活动,更加有利于授精。

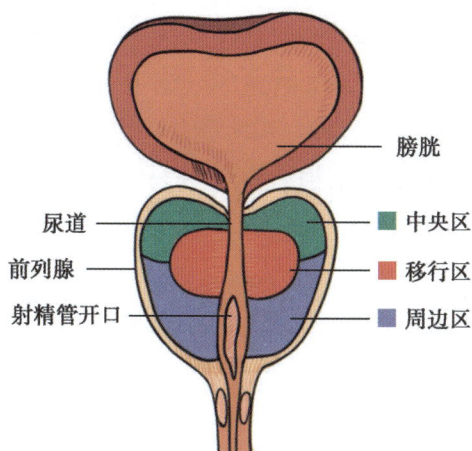

前列腺区域 （前面）

二、前列腺为啥会发炎

前列腺每天都在工作,正常情况下,每天分泌前列腺液 0.5~2 毫升,会通过精液排出。古人云:"流水不腐,户枢不蠹",如果排出通道正常,能有定时的排出,前列腺炎发生的概率就会很低;那么反过来,如果排出通道受阻,长期排出困难,那么前列腺炎也会随之而来,甚至会反复发作,但这仅仅是前列腺炎发生的部分原因,过度饮酒、久坐、频繁的性生活也会导致前列腺炎的发生。

三、前列腺炎可以治疗吗

说到前列腺炎的治疗,我们需要在深入了解前列腺炎分类的基础上进行对症治疗。

前列腺炎主要分为四个类型:Ⅰ型,急性前列腺炎;Ⅱ型,慢性前列腺炎;Ⅲ

型,慢性前列腺炎/慢性骨盆疼痛综合征;Ⅳ型,无症状前列腺炎。了解了前列腺炎的分型,我们就可以进行针对性的治疗。①针对急性前列腺炎治疗:主要使用抗菌谱广泛的抗炎药(需要在专业医生指导下使用);如果伴有排尿困难,可以采用导尿或耻骨上膀胱穿刺造瘘引流尿液;若形成前列腺脓肿,可采取外科引流。②针对慢性前列腺炎治疗:以口服抗生素为主,选择敏感药物,疗程为4~6周;可选用α受体阻滞剂(坦索罗辛)改善排尿症状和疼痛。③针对慢性前列腺炎/慢性骨盆疼痛综合征治疗:如果是炎症性的,选择抗生素治疗;如果是非炎症性的,使用α受体阻滞剂、植物制剂、非甾体抗炎药及M受体阻滞剂等药物治疗(需要在专业医生指导下使用)。④针对无症状前列腺炎一般无须治疗。

不管是何种前列腺炎,患者如果存在不适症状,我们均可以采取综合治疗,如热水坐浴、理疗、前列腺按摩、健康饮食、有规律的性生活,以及中医治疗。

四、如何保养前列腺

前列腺炎治疗过程中,保养很重要,所谓"三分靠治疗,七分靠保养"。在此我们着重介绍前列腺炎保养的九大法则。

1. **多喝水**　浓度高的尿液会对前列腺产生一些刺激,长期不良的刺激对前列腺有害。

2. **不憋尿**　一旦膀胱充盈有尿意,就应小便,憋尿对膀胱和前列腺不利。

3. **节制性生活**　关键是性生活要适度,不纵欲,但也不要禁欲。性生活频繁会使前列腺长期处于充血状态,以至引起前列腺炎。

4. **多放松**　生活压力可能会使前列腺增大的概率增加。

5. **洗温水澡**　可以缓解肌肉与前列腺的紧张,减轻不适症状。

6. **保持清洁**　坚持清洗会阴部是预防前列腺炎的一个重要环节。另外,每次同房都坚持冲洗外生殖器是很有必要的。

7. **防止受寒**　寒冷可以使交感神经兴奋性增强,导致尿道内压增加而引起逆流。

8. **避免摩擦**　会阴部摩擦会使前列腺的症状加重,让患者明显不适,应防止局部有害的摩擦。

9. **调节生活**　尽量不饮酒,少吃辣椒、生姜等辛辣刺激性强的食物,以避免前列腺及膀胱颈反复充血,使局部胀痛的感觉加重。

通过以上几个方面的了解,我们更加熟悉前列腺炎,也进一步明白男同胞面临的困扰,愿我们共同努力,一起解决男人的难言之隐。

（陈仁宗）

第十六节
前列腺按摩

　　想必大家对按摩这个词并不陌生,像休闲场所的按摩,医疗康复机构的按摩,等等。这都是被大家熟知的传统意义上的按摩。可是,大家是否知道前列腺这一器官也可以按摩?

　　前列腺按摩,是一种科学的医疗行为,下面,由我来向大家介绍这方面的知识。

一、前列腺按摩的定义

　　前列腺按摩,属于泌尿男科范畴,可以由医生进行操作,也可以由患者自己进行,是一种特定的方法,通过对前列腺腺体进行按摩,引流前列腺液。

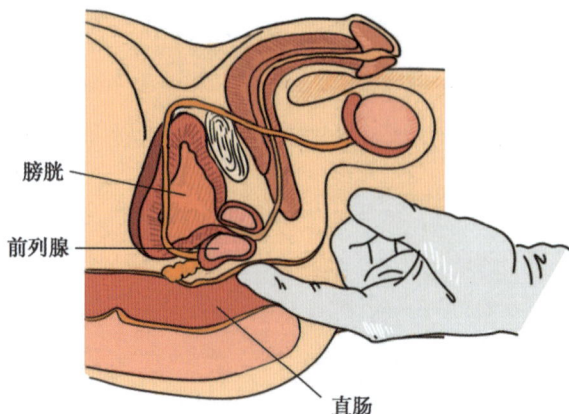

膀胱

前列腺

直肠

二、前列腺按摩的作用

前列腺按摩既是一种诊断方法,也是一种治疗手段。为了便于大家理解,首先看一下前列腺炎的分型。1995 年美国国立卫生研究院(NIH)提出的分类方法,将前列腺炎分为四型:Ⅰ型,急性细菌性前列腺炎;Ⅱ型,慢性细菌性前列腺炎;Ⅲ型,慢性前列腺炎 / 慢性骨盆疼痛综合征(CP/CPPS),该型又分为ⅢA(炎症性)和ⅢB(非炎症性)两种亚型,ⅢA 和ⅢB 两种亚型各占 50% 左右;Ⅳ型,无症状性前列腺炎。

(一)用于前列腺炎的诊断

通过高倍显微镜对按摩留取的前列腺液进行观察。当白细胞增多且卵磷脂小体减少时,考虑为细菌性;当镜下观察较为正常时,考虑为非细菌性,但不是所有的前列腺炎患者都需要进行这种检查。当前列腺发生急性细菌性炎症时,对前列腺进行按摩会导致患者剧烈疼痛,感染扩散,甚至发生尿潴留、全身感染、高热等,因此急性细菌性前列腺炎患者禁止进行前列腺按摩。

(二)用于前列腺炎的治疗

前列腺按摩作为一种治疗方法,主要针对慢性前列腺炎,尤其是慢性非细菌性前列腺炎。慢性前列腺炎的病因一般认为与前列腺经常反复地充血有关,比如长期禁欲、射精前中断性交、过度手淫、饮酒和进食辛辣刺激食物等,这些行为可以引起患者会阴、阴囊等区域胀痛不适,大便时或者排尿后尿道口排出白色分泌物,即滴白。有些患者还有不同程度的下尿路症状,甚至引起阳痿、早泄、不育、焦虑、抑郁等。

通过前列腺按摩可以疏通腺管,排出炎症物质,从而改善局部血液循环,促使炎症消退。

三、前列腺按摩的方法

在医院里,前列腺按摩都是由专科医生操作,这里不做赘述,我们主要讲居家按摩。

（一）手动按摩

自己动手进行前列腺按摩的不适感较小，力度更灵活、更人性化，但有些患者操作起来较为困难，需要通过专业医生的指导才可以进行。前列腺按摩通常在排空大便后进行，右手佩戴贴合度较高的超薄乳胶手套，清洁、润滑右手示指和肛门，取左侧卧位，示指轻柔插入肛门，约进入 4 厘米即可触及质韧的栗子状器官，即前列腺，注意按摩勿暴力，按摩后观察手指有无血染。

（二）器械按摩

我们还可以采用前列腺按摩器，操作更方便。首先排空大便，清洁、润滑按摩器插入部和肛门，然后轻柔地将前列腺按摩器插入肛门，这时可自主收缩括约肌，帮助按摩器到达合适的位置。刚插入时会有明显的异物感、尿频感，可以通过深呼吸放松以改善不适。感觉无碍后启动按摩器，配合缩肛则效果更佳。

需要注意的是，前列腺按摩一般每周 1 次，作为一种辅助治疗手段，不能完全替代其他疗法。

（郑征）

第十七节
关于前列腺癌筛查的
那些事儿

一、因拒绝体检而错失最佳治疗时机的李大爷

李大爷今年 67 岁,因为年轻时当过兵,身体一向硬朗,所以对于子女要带他去医院做体检这件事一直持抵触态度。他说:"我能吃、能喝,身体好得很,没必要去医院花'冤枉钱'做体检嘛。"半年前,李大爷在没有明显诱因的情况下出现腰部酸痛不适,开始他也没太当回事,以为是腰椎间盘突出引起的,就自行去药店买了些活血止痛的药膏,以为贴贴膏药就能解决问题。但李大爷腰痛的症状始终没有缓解,并有加重趋势,直到最近因腰痛已经影响到走路和活动了,他才同意子女带他来医院做检查。这一检查不得了,李大爷的前列腺特异性抗原(PSA)水平达到 152ng/mL,前列腺磁共振增强扫描检查发现前列腺左侧叶外周带上有异常信号,腰椎磁共振成像检查发现有多发性的骨质破坏表现。综合各项检查结果,医生高度怀疑李大爷罹患了前列腺癌,并且已发生了前列腺癌腰椎转移。最终医生通过为李大爷施行超声引导下的前列腺穿刺活检明确了前列腺癌的诊断。

像李大爷这样因为拒绝做体检而延误前列腺癌诊断,导致错失最佳治疗时机的患者,在我们的临床工作中可谓屡见不鲜。今天我就来和大家聊聊关于前列腺癌筛查的那些事儿。

二、50 岁以上的男性进行前列腺癌筛查很有必要

随着老龄人口增多,近年来我国前列腺癌的发病率持续上升,现已排在男性泌尿生殖系统恶性肿瘤的第一位,是男性癌症患者主要的死亡原因之一。在前列腺癌早期,由于肿瘤起病较为隐匿,生长较为缓慢,所以大多数患者无明显

症状。但随着病情的进展，当肿瘤堵塞尿道或侵犯膀胱时，就会发生血尿、排尿不畅甚至无法排尿。前列腺癌容易向骨转移，当发生骨转移时会出现骨骼疼痛、病理性骨折、脊髓受压等情况，导致下肢瘫痪，严重影响患者生活质量，并最终危及生命。

前列腺癌患者在早期往往没有明显的症状，因此无法通过临床表现来发现。而当患者出现前列腺癌临床症状时，往往说明肿瘤已经进展到了中晚期。在我国，由于老百姓普遍对前列腺癌的认识不足，同时因未能开展规范、有效的前列腺癌筛查工作，前列腺癌患者就诊时病情普遍较晚，约有 70% 的患者就诊时已为中晚期，其中半数以上发生了骨转移，这些患者因无法接受根治性手术而预后较差。提高前列腺癌治疗效果的关键是早发现、早诊断和早治疗，因此，开展早期前列腺癌的筛查工作就显得尤为重要。通过筛查发现早期前列腺癌，能够大大提高肿瘤的治愈率，提高患者的生活质量，降低医疗成本，使患者的致残率和病死率大大降低。

三、前列腺癌筛查的正确"打开"方式

如何才能对早期前列腺癌进行科学、有效的筛查呢？通常情况下，大多数前列腺癌好发于前列腺的外周带，也就是邻近直肠的区域，通过直肠指检就可以触摸到前列腺的外周带，因此直肠指检（DRE）对于前列腺癌的诊断和分期都有重要价值，但是直肠指检的准确性较低，并且与医生的临床经验密切相关。前列腺特异性抗原（PSA）是前列腺组织中一种具有丝氨酸蛋白酶活性的单链糖蛋白，其正常的参考值范围为 0~4ng/mL。当前列腺组织发生癌变时，正常结构被破坏，大量的 PSA 进入机体的血液循环中，使血液中 PSA 升高，因此该指标具有很好的前列腺癌阳性诊断预测率。但影响 PSA 水平的因素有很多，如尿路感染、前列腺炎、前列腺增生、急性尿潴留、前列腺活检、膀胱镜检查，甚至射精和直肠指检，都会对 PSA 的数值产生影响；而有些药物，如非那雄胺、度他雄胺和爱普列特等，长期口服会导致 PSA 数值降低，因此在做 PSA 检查前要咨询医生，排除各种影响因素的干扰，力求做到准确。PSA 检查联合直肠指检能大大提高前列腺癌筛查的阳性率，是目前公认的早期前列腺癌的最佳筛查方案。考虑到

直肠指检可能影响到 PSA 数值,如果在同一天检查,应在抽血查 PSA 后再进行直肠指检。前列腺癌的发病率随着年龄的增长而逐渐增高,50 岁以下人群中很少见,但是在大于 50 岁的人群中,发病率和病死率呈指数级增长。

为了提高早期前列腺癌的诊断率,同时避免过度检查,在参考了国内外前列腺癌筛查方案后,我们总结出一套符合中国国情的前列腺癌筛查方案:①对身体状况良好且预期寿命 10 年以上的男性,开展基于血清 PSA 检测的前列腺癌筛查;②血清 PSA 检测每 2 年进行 1 次,根据受试者的年龄和身体状况决定 PSA 检测的终止时间;③对前列腺癌高危人群要尽早开展血清 PSA 检测,高危人群包括:年龄 >50 岁的男性,年龄 >45 岁且有前列腺癌家族史的男性,年龄 >40 岁时 PSA>1μg/L 的男性,携带 BRCA2 基因突变且年龄 >40 岁的男性。

目前医学界比较公认的前列腺癌早期临床诊断模式为三阶梯法:①通过查前列腺特异性抗原(PSA)和直肠指检(DRE)发现可疑病例;②视具体情况,选择经前列腺直肠超声检查(TRUS)、多参数磁共振成像(mpMRI)等影像学检查完成对可疑病灶的定位诊断;③通过经直肠超声引导下的前列腺系统穿刺活检获得病理诊断。对于直肠指检或 PSA 检查发现异常的患者,可通过前列腺经直肠超声检查(TRUS)、前列腺多参数磁共振增强扫描来进行影像学检查,对于可疑病例进一步进行超声引导下的前列腺穿刺活检来明确诊断。

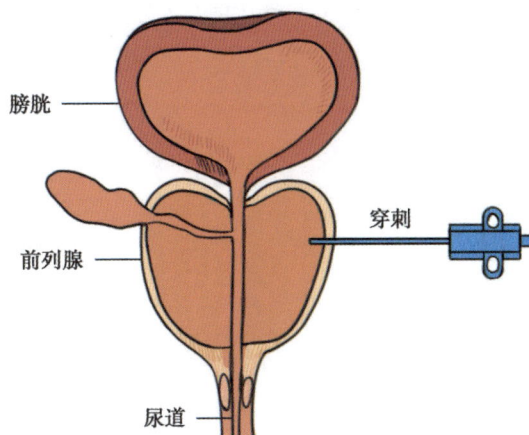

膀胱
穿刺
前列腺
尿道

只要我们做好规范的前列腺癌筛查工作,就能大大提高早期前列腺癌的诊断率。通过以上内容的介绍,相信大家对于如何进行规范的前列腺癌筛查都应该有所了解了。

（宋小飞）

第十八节
精液变红了
——血精

近日王先生心情很愉悦，因为困扰他多年的血精终于痊愈了。3 年前王先生偶然发现性生活后原本乳白色的精液变成了鲜红色，起初本没有在意，可是接下来几次性生活都是鲜红的精液，王先生意识到自己身体可能出现问题了，去医院就诊后诊断为精囊炎，接下来四处求医问药，钱花了不少，药也吃了很多，可就是不见效，血精仍持续存在，患者很苦恼，家属也着急。王先生一肚子苦水和疑问，迫切地问刘医生。

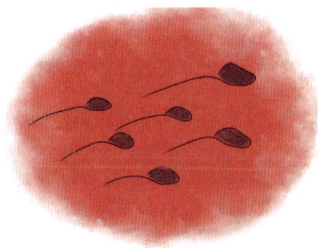

问题一：什么是血精？

刘医生：血精主要表现为肉眼可见精液呈鲜红色、红褐色，有血丝或显微镜下有少许红细胞，临床多分为两大类。第一类，自愈性血精或一过性血精，症状呈自限性，可以等待观察或进行药物治疗。第二类，顽固性或难治性血精，症状持续存在或反复发作，少数患者可伴有射精后肉眼血尿、射精痛、阴囊及会阴部疼痛等，若经 3 个月正规药物治疗后仍不缓解（排除药物、全身性疾病因素），此类患者往往需要手术干预。

问题二：我最近那方面不行了，每次性生活都担心再次射出的是血，现在都不敢往那方面想了，经常胡思乱想担心自己得了不治之症。

刘医生：血精并不会直接导致阳痿，但是太过担心可能导致心理性阳痿。

绝大多数血精病因较明确，常见于精囊炎、精囊结石及囊肿，极少数血精为肿瘤等其他原因所致。多数血精患者能自愈或经过数周的抗生素治疗后症状会消失，但仍有一部分患者经正规治疗（一定疗程治疗）后症状仍然反复出现，临床上称为顽固性血精。

问题三：我是属于哪一类血精，还能治疗吗？

刘医生：以往顽固性血精缺乏有效的治疗手段，常常采用抗炎药、中成药等方法，效果往往并不理想，其治疗成为一个难题。精囊镜术是近年来国内外新开展的一种检查及治疗方法，不仅能明确血精的来源和病因，还具有良好的治疗效果。精囊镜术的优势在于内镜可通过射精管进入精囊，循正常的精道逆行依次检查射精管和精囊，发现病变可同时内镜下处理。如果为结石，可在内镜下激光碎石、取石；如果是炎性改变，可采取镜下抗生素冲洗、对积血进行冲洗等，具有操作方便、观察直接、效果肯定等特点，成为诊断、治疗血精和少精子症、弱精子症的新武器。

问题四：精囊镜术后会有不良反应吗？

刘医生：据现有的文献数据和临床观察，精囊镜术后并没有严重的并发症（如勃起功能障碍、早泄、性高潮消失等性功能障碍）。内镜循精道进入，对正常的精道解剖结构破坏小，并不会造成不可逆的损伤。少数患者会出现短暂性血尿、附睾炎等并发症。

问题五：精囊镜术后多久可以有正常性生活，我的血精会立刻消失吗？

刘医生：建议在精囊镜术 2 周后进行规律性生活，恢复后初次性生活仍有血精存在，甚至是鲜血，但这属于正常现象，在 10~15 次射精后出现血精变淡甚至消失，2~3 个月血精基本消失，精液颜色恢复正常。

问题六：精囊镜术后血精还会复发吗？

刘医生：有一定的复发率，为 10%~15%，复发后多数患者经过抗炎治疗后血精会消失。

（刘庆）

第十九节

话说遗精：
那些悄悄流逝的青春

　　如果说初潮代表女性步入性成熟的大门，那么遗精也可以作为男性走向性成熟的标志。

　　几乎所有男性一生中都会经历遗精，从某种意义上讲，遗精也是大多数男性天然的性启蒙，由此从懵懵懂懂逐渐转变为蠢蠢欲动。而在这个过程中，不少男性也会对遗精产生困惑，甚至被深深困扰。

一、遗精究竟是怎么一回事呢

　　遗精一般是指男性性成熟时期出现的，在非性交也没有自慰的情况下，精液自尿道口自行泄出的现象。

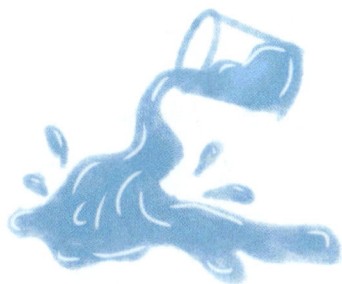

　　男性青少年在进入青春发育期之后，性器官其实每天都在不间断地产生精液和精子。当这些精液积累到足够的量而未被体内吸收，又没有进行性交或自慰释放出来的时候，一般就会借助梦中的性活动或在有性欲冲动时不自觉地排出体外，俗语说的"精满则溢"就是这个道理，所以遗精多在睡眠时发生，称为梦遗。

健康男性每月可有 1~3 次遗精,或稍多些,如果没有其他任何不适,这是正常遗精,也可叫作生理性遗精,不必焦虑,只要备好干净内裤替换就行了。

如果无性生活的青年男子遗精的频率长期持续在每周 2 次以上,或者经常连续几天发生遗精,或者已婚男性有正常性生活的同时仍然频繁遗精,甚至精液在清醒状态下也不可控制地滑泄而出,并且影响正常生活,引起焦虑时,可以认为是病态遗精,需要请医生进一步寻找原因。

二、频繁遗精为哪般

事出反常必有妖,频繁遗精的出现,往往存在以下几种原因。

1. 长期处于频繁色情刺激引起的性冲动中(最常见的原因) 这种性刺激信息包括视频、图片、文字、声音等,甚至现实生活中与异性正常接触时存在的视、嗅、触、听信息,都可能形成性刺激信号。

2. 青少年频繁的自慰行为 频繁自慰可能导致大脑过度兴奋及脊髓射精中枢兴奋性与抑制性失调,兴奋性超过抑制性,正所谓"日有所思,夜有所梦"。

3. 生殖器官炎症 比如尿道炎、前列腺炎和精囊炎等,会引起相应器官充血水肿,腺体分泌增多,且较为敏感,容易发生喷薄而出的情况。

4. 包皮过长 平时阴茎头处于被包裹状态,与外界接触少,相对会比较敏感,夜间勃起后偷偷探出了头,容易一触即发,诱发遗精。

5. 身体虚弱、过度劳累等因素 导致神经调节功能失调,或睡眠过深,大脑皮质的抑制作用减弱,容易发生遗精反射。

6. 睡眠习惯 晚上睡觉盖的被子太厚太重,过于温暖,或丝绸面料被褥,都会使阴茎更容易膨胀充血,并且加重刺激,从而诱发遗精。

7. 内裤过紧 被紧紧缚住的阴茎,容易达到兴奋阈值。

三、遗精有危害吗

在传统文化的影响下,有些男性把精液看得很贵重、很神秘,认为精液是人体精华所在,民间有"十滴血生一滴精"的说法,认为遗精伤元气,会导致肾虚,损害身体健康。

如果出现频繁遗精后这种担心更加明显,严重影响睡眠和学习,久而久之,会导致精神恍惚、记忆力减退,甚至兴趣淡漠、意志消沉。

这种心理焦虑长期存在的话,会转化为对性的恐惧,担心通过正常性生活失去更多精液,时间长了还会引起性欲下降、勃起功能障碍、早泄等性功能异常。

其实精液没什么特别重要的成分,主要是精子和水分,以及很少一部分蛋白质等物质,每次遗精损失的"营养"可以说是微乎其微。

如果精液存量过多,反而会使人感到不舒适,适度的射精不仅对身体无害,反而有一定益处。

四、频繁遗精如何是好,有什么办法进行调整

针对频繁遗精,解铃还须系铃人。首先要分析可能的诱发因素,能自我调整的就自我调整。

1. 形成规律的性生活习惯。

2. 注意性器官卫生,夜间睡眠时下半身及足部不宜过暖,睡眠姿势尽量减少俯卧,双手避免放置在生殖器部位。

3. 避免过多的色情刺激信息及频繁自慰,多进行有氧体育运动,有利于缓解症状。

4. 饮食宜清淡,避免过度饮酒、辛辣饮食等刺激性因素。

同时,还应到正规医院的泌尿外科或男科检查及诊治,寻找潜在的病因并采取针对性措施。

◎ 龟头过于敏感的,可以行包皮切除术暴露出龟头,慢慢地龟头敏感度便会下降。

◎ 泌尿生殖道感染,炎症刺激引起的,可以进行针对性抗感染治疗,祛除病因。

◎ 有严重精神心理问题及睡眠问题的,可以使用镇静剂及抗抑郁药,也能缓解遗精症状。

五、滑精又是怎么一回事

滑精是遗精的另一种形式,是男性在没有性刺激情况下出现的精液从尿道溢出,这种情况更多出现在白天,不需要梦中情节的刺激诱发。

如果说平时遗精是"黄河西来决昆仑,咆哮万里触龙门",有喷涌而出的畅快,滑精则是"春生云梦泽,水溢洞庭湖",有恣意汪洋的无奈。

看看遗精和滑精的区别。

前者是射出,后者是溢出。

前者有快感,后者常无感。

前者多在晚上,后者常在白天。

前者更易调节,后者则难控制。

前者醒来更换内裤即能神不知鬼不觉,后者常因白天内裤濡湿而略显尴尬。

六、遗精不可怕,怕的是讳疾忌医

遗精现象在大多数情况下和成年后性生活的生理反应没有什么区别,是不必过于担心的。

只要在遗精后次日无不适感觉,不影响正常的生活、工作、学习,就不需要进行特别的干预。

当然,前提是你要对遗精有正确的认识,不会产生心理负担。

但是在出现病态遗精时,就需要关注一下:是否生活方式需要调整,有无疾病因素需要纠正。

这种情况下千万不能羞于启齿、讳疾忌医,如果拿不准或者搞不定,就大大方方地寻求专业医生的帮助吧。

(潘运高)

第二十节
"丁丁"头上长"菜花"，小心癌变

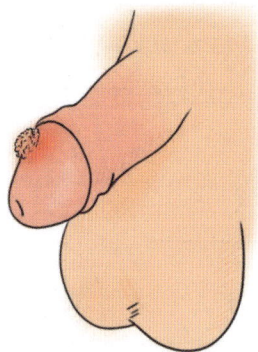

崔叔叔描述的"菜花"

王医生讲故事："丁丁"头上长"菜花"的崔叔叔

52 岁的崔叔叔到中心医院泌尿外科找王医生看病，神神秘秘地说："医生，我的'丁丁'上长了朵'小菜花'！"

王医生把崔叔叔领进检查室，让他脱下裤子，把阴茎包皮翻开，果然在包皮内板上看到了一朵"小菜花"——红红的，花生粒大小。

"发现多久了？"

"大约半年了"崔叔叔答道："开始只有绿豆大小，这两个月长大了不少。"

"为什么不早来医院？"

"怕丑，你晓得的，这个地方长朵花，丑死人的，我老婆都不知道。王医生，你不知道，年轻的时候在南方打工，做过对不起老婆的事，怕是花柳病。"

"你这不是花柳病，是阴茎癌，要住院手术。"

"啊……能不能保住命根子？"

"很幸运，还是早期，可以保住！"

一、阴茎癌的发生与哪些因素有关

阴茎癌的病因不清楚,已知的一些高危因素包括以下几方面。

1. 包茎 包茎患者比正常男性罹患阴茎癌的风险增加 25%~60%。包茎导致阴茎癌与长期慢性炎症刺激有关。

2. 人乳头状瘤病毒(human papilloma virus,HPV)感染 HPV 通过性接触传播,与多种疾病的发生密切相关,如生殖器疣、宫颈癌和肛门癌等。在 30%~40% 的侵袭性阴茎癌组织样本中发现 HPV 的 DNA。

3. 吸烟 吸烟使罹患阴茎癌的风险增加 5 倍。

二、阴茎癌患者有哪些症状

阴茎癌患者早期没有特异性症状,大部分患者因为发现阴茎上长出菜花状肿瘤就诊。当阴茎出现下述改变时往往提示癌的可能,建议及时到医院咨询专科医生,如阴茎皮肤发红或肿块、阴茎上持续存在的皮疹或疼痛、阴茎或包皮颜色变化等。

三、如何诊断阴茎癌

首先,医生会进行仔细的体格检查,如果怀疑阴茎癌,会要求患者做病理活检。一旦病理检查确诊是阴茎癌,下一步就需要弄清楚癌症是否已经扩散到其他部位。这些检查包括 CT 和磁共振成像等。治疗方案将根据这些影像学检查结果决定。

四、如何治疗阴茎癌

阴茎癌的治疗很大程度上取决于疾病的发展程度。手术是主要的治疗方式。原发病灶的治疗方法包括保留阴茎的手术治疗,阴茎部分切除或阴茎全切加尿道会阴造口。对于有腹股沟淋巴结转移或盆腔淋巴结转移的患者需要进行淋巴结清扫手术治疗。有淋巴结转移或其他器官转移的患者还需要联合术后放射治疗或化学治疗,患者才能获得更好的预后。

五、阴茎癌会传染吗

癌症不是传染病,不会传染。基础医学研究证实,即使把癌细胞接种到健康人体内,也并不会使健康人得癌症。但是,阴茎癌的发生与 HPV 感染密切相关,而 HPV 是可以通过性接触感染的。

六、男性接种 HPV 疫苗可以预防阴茎癌吗

在阴茎癌患者中发现了许多导致宫颈癌的高危型 HPV 病毒株,因此,HPV 感染也一直被视为阴茎癌发生的危险因素,但是由于 HPV 病毒感染与阴茎癌的预后关系不确定,目前除少数国家外,没有普遍建议对男性进行 HPV 疫苗接种。但有研究显示,男性接种 HPV 疫苗可降低阴茎部位 HPV 感染风险。

七、戴避孕套可以预防阴茎癌吗

在性行为中坚持使用避孕套可降低感染 HPV 的风险。

（王欢）

第二十一节
隐私之处
岂能一挠了之

最近年近 8 旬的李教授被人搀扶着来到医院泌尿外科就诊,此前近 10 年一直困扰他的阴囊瘙痒,终于有了结论。

李教授回忆说,最初只是阴茎阴囊根部小手指盖大小的红斑,伴局部瘙痒,当时也没有在意,自己清洗也不勤快,后来红疹面积慢慢增大,每次都是去校医院开点儿治疗皮炎湿疹的药物,对付对付就过去了。寒来暑往,眼看指导的几位博士后也都顺利出站,自己也已退休,困扰多年的阴囊红斑也不知不觉中弥漫到了大半个阴囊区域,表面还有一股异味。去了附近的几家医院就诊,换过好几种外用的药膏和药水,也曾输液抗感染治疗,效果都不好。此次就诊,医生建议给予活检,病理检查结果提示乳房外佩吉特病,也就是阴囊佩吉特(Paget)病。

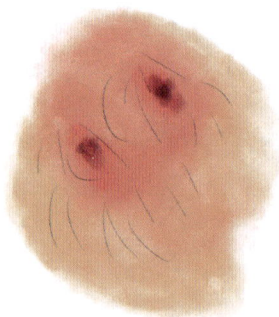

一、乳房外佩吉特病的流行病学特征

乳房外佩吉特病(extramammary Paget disease,EMPD)是一种罕见而致命的皮肤恶性肿瘤,也称为皮肤原位腺癌,目前病因尚不明确,常发生在富含顶泌汗腺的解剖部位,通常发生在女性外阴和男性的阴囊及肛周区域,并演变成

缓慢扩张的湿疹斑块,具有典型的白色鳞片和侵蚀,会导致草莓和奶油样的外观。乳房外佩吉特病分别占男性原发性阴囊癌的 21% 和女性原发性外阴癌的 2%。因其多局限于表皮,通常情况下,原发性 EMPD 5 年的疾病特异性生存率超过 95%,但仍有约 25% 的患者因 EMPD 与潜在的原位癌或侵袭性的肿瘤相关(继发性 EMPD),故预后较差。

二、目前主要的治疗方案

目前常用的确定手术边界及肿瘤阳性切缘的方法包括:①传统局部扩大切除术(WLE),即在麻醉下对皮损边缘至少 2 厘米扩大切除,需要多次冰冻切片方能确定最终切除范围。Kato 等建议,对于边界清晰或通过组织病理确定边界的皮损应扩大切除 1 厘米,而边界不清的皮损应扩大切除 3 厘米。但一般需重复多次冰冻切片才能保证切缘阴性,具体冰冻次数因人而异,无法预料具体时间。②莫氏(Mohs)显微描记手术(MMS),将送检组织分割后按顺序编号,并在模式图中标明相应位置,而且在术中就可以进行显微镜下检测,通过反复冰冻病理检查以达到切缘阴性,MMS 对于确认肿瘤切除边缘并保存正常组织有显著优势,但手术耗时长、费用高,且需要专业的皮肤外科医生进行操作,更加适用于较小病灶。

光动力学治疗(PDT):作为手术治疗的替代方案,自从 20 世纪 80 年代以后在世界范围内得到广泛应用。最常用的是 5- 氨基酮戊酸(5-ALA),其在快速增殖的肿瘤细胞内更多地被选择性吸收,在线粒体内转化为原卟啉,在特定波长的紫外光激活下形成光化学反应,一方面产生的单线态氧($^1O_2$)对肿瘤细胞产生氧化作用从而清除肿瘤,另一方面同时也会产生特征性砖红色荧光反应。既往的研究多集中于观察光化学反应的效果以及肿瘤的控制情况。Wang 等在 EMPD 患者肉眼可见的皮损及边缘外 5 厘米区域外敷 20%ALA 凝胶,避光 4 小时后使用 320~400 纳米波长的紫外线照射,经过多次治疗发现病变范围缩小,对于肿瘤起到了很好的控制效果。Li 等的研究证实光动力学治疗在复发患者中也有很好的疗效,而荧光反应所指示范围能否作为肿瘤切缘的判断,成为临床工作的下一个挑战。最近也有个案报道,在术前使用波长 930 纳米的反射共聚焦显微镜联合光动力学显影来判断病变的边缘,在距肉眼范围以外 3 厘米处发现亚临床病变,提示借助光动力学显像能协助判断肿瘤切缘范围。本研究采用的荧光标记法的创新在于,术前在患者局部麻醉下依据荧光显影范围,给予多点活检,如若切缘阳性,仍需要术中继续冰冻切片确诊阴性。局部麻醉下既能最大限度依据荧光范围获取范围标示,又保证最终仍以病理检查结果为确诊金标准。

三、治疗后的总体效果

光动力学治疗的局部应用效果,直接取决于光照的强度和时间,WOOD 灯照射下患者整体耐受性好,未观察到严重皮肤不良反应,而且使用光敏剂对于患者总体住院时间并无明显影响,并未增加患者术后并发症的发生。此外,术后随访的数据表明,5 年内的复发率,使用荧光标记组与传统手术组总体相当,提示在节省手术时间的同时,对于肿瘤的总体控制也有着很好的效果。

我们比较了最终手术切除面积与 WOOD 灯下荧光面积,结果显示,两者无显著性差异,而与借助图像分析软件模拟盲目扩大切除 2 厘米后面积之间差异明显,提示荧光显示范围更接近于最终手术范围,有利于最大限度保留正常皮肤组织,从而为术后切口的良好愈合及尽可能避免术后出现功能性后遗症提供了依据,术后总体满意度较单纯扩大切除仍具有一定的优势。

对于光敏剂的安全性评估,因正常组织内 5- 氨基酮戊酸吸收较少,局部外用后皮肤的刺激作用较小,但仍需要排除皮肤慢性炎症可能引起假阳性的可能。其高昂的价格也制约其广泛应用。而对于荧光显影范围的准确性评价仍需要后续增加样本例数或改进显影效能而进一步改进。

因此,通过包括手术在内的综合治疗方案,乳房外佩吉特病是有望得到良好治疗的。

四、疾病预防及康复

对于老年患者而言,有以下几点注意事项值得推荐。

1. **每天清洗** 每天清洗会阴部,以保持清洁。

2. **避免过度清洗**　过度清洗会阴部可能会破坏有益细菌的平衡,导致感染。

3. **避免使用过烫或刺激性较强的消毒剂**　如果使用过于刺激或局部过烫的消毒剂,因老年人往往局部感觉较迟钝,易造成局部烫伤或局部烧伤,导致感染。

4. **避免穿紧身裤**　穿紧身裤可能会导致感染和刺激。

5. **定期更换内裤**　每天更换内裤,以保持会阴部干燥和清洁。

6. **定期检查**　定期检查会阴部,以确保没有感染或其他问题。

如果平时不注意个人卫生,或罹患部分疾病后会阴部清洗不彻底,会导致阴囊瘙痒及局部色泽改变,甚至迁延不愈,切不可随便配药应付了事。哪怕我们文中的李教授也未能幸免,还是要去正规医院就诊进行筛查。

(周鹏)

男人的
健康课
—— 帮你远离
泌尿、男科疾病

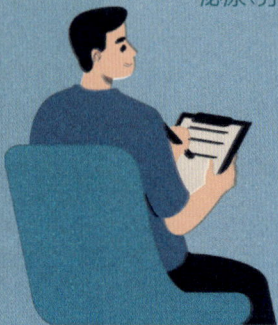

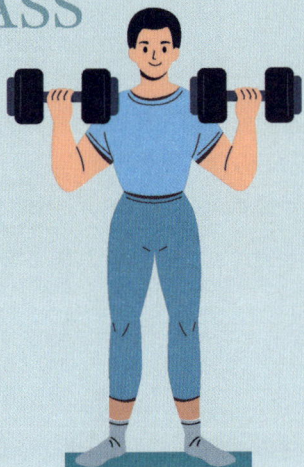

MEN's
HEALTH
CLASS

3 第三章

性知识知多少

第一节

在"爱"与"不爱"间，
来回千万遍

先报个超级劲爆的数字，根据腾讯新闻《谷雨数据》栏目《2020 年轻人性与爱调查报告》：超过 40% 的夫妻或者同居男女，性生活次数少于每周 1 次，难道现在的人想通了，六根清净、戒色戒嗔？

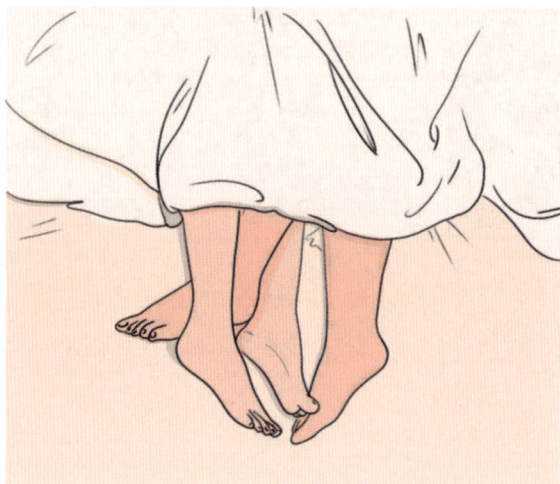

背后又有着什么原因呢？

问题一：压力大和睡眠不足是不想"做"的主要原因吗？

讲真，现代人性生活频率总体下降，不得不说和生活方式的改变、生活节奏的加快及与之而来的工作压力或生活压力有关。这些确实会把欲望消磨，也许她兴致勃勃时，刚好你萎靡不振；或许你兴趣盎然时，她累得筋疲力尽。有压力才有动力的说辞，在这里行不通。

但是，请不要把所有的不想"做"，都想当然归因于累，小心潜伏着的爱情杀手。

(一) 欲望背后的荷尔蒙

性欲的高低与体内的雄激素水平密切相关。雄激素可以通过中枢神经系统调节性欲,在一定范围内,雄激素浓度越高,产生性欲的能力越强。相反,雄激素水平降低到一定程度时,会导致性欲降低。

如果你无缘无故地逐渐失去了性趣,记得要到医院查一下雄激素哦。

(二) 水面之下的审美疲劳

人体是一个复杂而精细的系统,当人们感到愉快、刺激的时候,就会分泌出大量的多巴胺,多巴胺主要负责传递兴奋和喜悦的情感,所以又被称为爱情保鲜剂。

美国纽约州立大学斯托尼布鲁克分校的研究团队曾进行了一项研究:他们挑选了近千对相携 20 年的夫妻,以及一些交往不久的情侣,将他们分为两组。工作人员向这两组试验对象分别展示爱人的照片,借助脑部多巴胺神经显像技术,结果显示,在那些共度 20 年的伴侣中,大约只有 10% 的人看到爱人的照片后大脑还可以迅速分泌大量化学物质——多巴胺,远远低于交往不久的情侣。

这也可能是人们"喜新厌旧"的内在原因之一。

(三) 都是你的错,造就了爱情的第三者

爱情出现第三者可能有很多原因,甚至五花八门。

曾经有位朋友找我做包皮手术,术后我向他打趣:回去后先老实几天,让嫂子给你放几天假,小心频繁勃起伤口撑破了,没想到一句玩笑话却戳中他的痛点,差点儿要哭了,原来他将近 3 年没有性生活了。虽然那时也在虎狼之年,孩子 4 岁有余,外人看来夫妻恩爱、家庭和睦。据他讲,从爱人怀孕开始,为避免动了胎气而压制性的欲望;而在生娃后,爱人就把精力全放在孩子身上,逐渐没了性趣;等孩子稍大点儿了,能有点儿精力做爱做的事了,却又因为孩子没有分床睡而放弃了房事。

问题二:减少性生活,甚至直接单身,有什么好处呢?

好处? 让我掰指头数一数。

对女性而言,禁止过早性生活、减少性伴侣数量、注意双方生殖器官的清洁

卫生、减少生育次数,均可降低宫颈癌的发病率。但如果为了预防宫颈癌就减少性生活,就有点儿矫枉过正了。你总要在欢乐和痛苦中找到一个点,谁不想让这个点更靠近欢乐?

对于男性来说,减少性生活,并没有直接的好处,倒是可以减少套套的使用量,也免去了为"不行"找借口的烦恼。

问题三:长期没有性生活,究竟会有哪些隐患?

男女之间这些美妙的事,可以给人带来极大的愉悦感,让人心情舒畅,释放压力,如果长期没有性生活,又会如何呢?

1. 无法释放　男性的精液淤积于生殖道内,新陈代谢降低,精子老化,而且容易诱发前列腺炎、精囊炎、附睾炎等疾病。女性长期处于性抑制状态,容易引发乳房疼痛、乳腺增生、失眠、性格改变、皮肤问题、子宫及卵巢疾病等。

2. 无法释怀　长期禁欲,对心理上的影响也是无法忽视的。快乐感觉的缺失,会压抑性欲,降低性趣,影响夫妻及家庭的和谐、稳定。有的人在压抑中想到了"紫薇",还能对着图片宣泄青春,释放热情,或者沉溺在有色文字里暗潮涌动,但是单人舞的孤独寂寞,哪里及得上双人舞的水乳交融。

3. 无法挽回　极少数人被长期压抑的欲望挟裹,如果没有疏解的通道,可能走向性犯罪的歧途。

各年龄段的伴侣,如何重新找回热情?

爱情保鲜期能有几年? 不同的人有不同的看法。

单就性爱而言,初体验激情四射,三五年汹涌澎湃,七八年轻车熟路,十年后趋于平淡,再后来例行公事,量渐少屈指可数。

如何重新找回热情,是相守多年之后必须面对的现实问题。

1. 要有生活的仪式感　在一些独特纪念日,可以给彼此买支鲜花或者送个礼物,这是你们的专属。

2. 要有通畅的沟通渠道　虽然是独立的个体,但夫妻间毕竟是最亲密的关系,平时多交流,可以是工作情况或者家庭情况,也可以是其他轻松的话题,要让对方知道自己在做什么,有什么想法。经常交流的夫妻,就如同去读一本书,越读越醇厚。

3. 要有属于你们的时间和空间　虽然生活难免会充斥着繁杂事项,仍要给彼此预留相对独立的相处机会,就像恋爱中一样,在二人世界,我的眼里只有你。

4. **要彼此欣赏,不吝赞美** 你在我眼中是最美,每一个微笑都让我沉醉;你的坏你的好,你发脾气时噘起的嘴;你在我心中是最美,只有相爱的人最能体会,你明了我明了,这种美妙的滋味。歌词道出了真谛:余生是你,好坏皆美。

或许随着年龄增长,性爱也会遇到各种各样的问题,自己能解决的,交给你,自己解决不了的,就去找医生聊聊吧。

(潘运高)

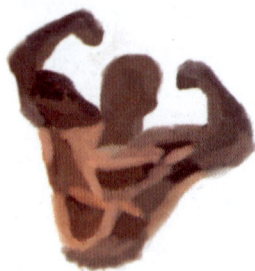

第二节
如何提高男人的 "性福" 指数

"医生,我最近半年'那方面'不行了,根本完成不了,以前完全没有问题,我还不到四十岁,不能这么早就不行了吧。" 向我倾诉的是一位身高不足 160 厘米,体重约 100 千克,伴有浑身烟酒气味的油腻中年男性。那么对于这样的患者我们临床医生会如何诊疗? 告诫患者应该注意哪些方面呢?

一、"性福" 指数的流行病学调查

代谢综合征是多种代谢危险因素(如肥胖症、高血压、高尿酸血症、糖尿病、血脂异常、脂肪肝)在同一个体内集结的状态,已成为当前威胁人类健康的重要问题,其患病率随着年龄增长而升高,40 岁以上是发病的高峰期。

在勃起功能障碍(ED)患者中伴有心血管疾病(CVD)的达 66.7%,其中轻度、轻中度、中度、重度 ED 的患病率分别为 15.8%、27.0%、17.6% 和 6.3%,且随着年龄增长,ED 患病率明显增高,18~35 岁、36~49 岁、50~65 岁、65 岁以上人群中 ED 患者的比例分别为 13.6%、39.1%、89.2% 和 91.2%。

二、哪些代谢问题影响男性 "性福"

很多中年男性腰越来越粗,血压和血糖也越来越高,被诊断为代谢综合征,但最令其惶惶不安的是慢慢出现了 "雄风不再、力不从心",这种难言之隐和代谢性疾病有关系吗?

勃起功能障碍(ED),即在过去 3 个月中,阴茎不能达到和维持足够的勃起以至于无法完成满意性交。在世界各地,ED 呈现出较高的患病率和发病率。根据国内 3 个城市的流行病学调查,ED 总患病率为 26.1%,其中 40 岁以上的男性患病率为 40.2%。马萨诸塞州男性老龄化研究所（MMAS）的调查研究表明，ED 患者中并发 1 种、2 种、3 种和 4 种代谢综合征的比例分别为 28%、20%、11% 和 5%，64% 的 ED 患者至少患有一种代谢综合征的并发疾病。代谢综合征是引起 ED 的一种常见诱因，同时持续的勃起困难也可能是糖尿病、高血压、高脂血症、高尿酸血症等代谢性疾病的预警信号，是这些慢性疾病的"前哨"。

三、如何预防代谢问题，还我男人雄风

ED 影响男性整体健康，其病因涉及神经、血管、内分泌、精神心理等多方面，因此，ED 的预防不仅限于生物医学方面，同时还应注意致病的社会、心理等因素。ED 的预防与治疗是一个整体，应根据防治并行与个体化相结合的原则，采取综合措施。

饮食、运动、减重、控制血糖、降低血压、调节血脂等方面的治疗不仅可以改善各种代谢异常，而且有助于改善勃起功能障碍，让患者的生活质量得到明显提高。因此，勃起功能障碍需要引起多学科医生的共同关注，在诊治过程中要有整体的概念，密切配合、全面控制、综合管理，不仅要关注 ED 患者的症状，更要关注其潜在的代谢状态和激素水平等全身健康状况。

由于多数 ED 与心血管疾病等重大疾病相关，因此，ED 的防治应遵循慢性疾病的防治原则，具体防治措施应包含以下三个方面。

1. 预防　在发病前期重视病因预防，对存在 ED 危险因素但勃起功能尚正常的男性，积极控制危险因素，防止 ED 发生。

2. 治疗　在发病初期采取措施控制 ED 继续发展，早期诊断，及时治疗，尽可能恢复和保护勃起功能。

3. 康复　防止重度 ED 及与之伴发的重大疾病出现，尽量促使勃起功能康复，提高生活质量。

（代晓微）

第三节
不敢生二孩、三孩?
可能只是心有余而力不足

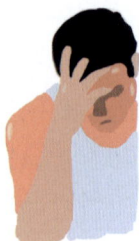

我国二孩、三孩生育政策出台已有几年时间,很多夫妻迫于经济压力而选择了不生,但想要二孩、三孩的人却也不在少数,可是在想要二孩、三孩的家庭中,相当一部分男性面临着心有余而力不足的尴尬窘境。调查显示,2016年至今,我国一二线城市,在选择生二孩、三孩的家庭中,男性的收入水平相对较高。然而,这类人群同时面临工作压力也很大,生活作息时间不规律,更容易发生性功能障碍,特别是勃起功能障碍(ED),尤其是在女性排卵期发生的应激性勃起功能障碍。这将严重影响夫妻和谐的性生活,同时给生二孩、三孩带来很大困难。

今天和大家分享1例排卵日同房失败的病例。

病例介绍

病史

患者,男,38岁。主因勃起不坚1年余就诊。

现病史:2012年与妻子结婚后,育有1女,拟再生育,未避孕而未育2年。近1年来,性生活时勃起不坚,尤其在女方排卵日当天插入困难显著,伴有未射即软。患者手淫能射精,勃起硬度尚可,晨勃正常,性刺激可勃起,硬度较差。自述口服中药(具体成分不详)治疗未见明显改善。患病以来一直性欲低,夫妻感情一般,排尿无异常,伴有乏力、困倦、腰痛等症状。

既往史:无。

个人生活史:无烟、酒等不良嗜好。

女方情况:未见明显异常,建议监测排卵,指导同房。

体格检查:血压正常,第二性征明显,阴茎发育正常,双睾丸约15毫升,质地正常,附睾、输精管可触及,左侧精索增粗,腹压增加则增粗明显,平卧位变细。

辅助检查

血常规、尿常规、肝功能、血糖、血脂未见明显异常。

内分泌五项检查未见异常。

精液相关检查未见明显异常。

阴囊彩超结果显示:左侧精索 Valsalva 试验可见多条血管增粗,最大管径左侧 0.36 厘米,可见明显反流。

初步诊断

(1) 勃起功能障碍。

(2) 左侧精索静脉曲张。

治疗过程

药物治疗:他达拉非(希爱力)。

剂量:每日晨起服用他达拉非 5mg(每日 1 次),性生活前 1 小时口服他达拉非 20mg(按需服用)。

医嘱:规律性生活(每周 2 次或 3 次)。

治疗效果:3 个月后复诊,性生活和谐,其妻已孕。

一、勃起功能障碍的发病机制

勃起功能障碍(ED)的具体发病机制尚未完全明确,但目前的研究认为主要包括以下几方面。

1. 机体活性氧化物质增加,一氧化氮合成减少,导致阴茎海绵体的勃起功能下降。

2. 血脂异常诱发阴茎血管动脉粥样硬化,进而降低了阴茎血管的血流量,引发 ED。

3. 雄激素缺乏和性腺功能减退。

4. 机体慢性炎症状态引发血管内皮损伤和功能受损导致阴茎局部海绵体一氧化氮生成减少,进而促使 ED 的发生。

二、勃起功能障碍的诊疗策略

5 型磷酸二酯酶（PDE5）抑制剂是目前治疗 ED 的一线药物，临床上较常用的有西地那非（伟哥）、他达拉非及伐地那非，其使用方法包括按需治疗和规律治疗。5 型磷酸二酯酶抑制剂长期、规律治疗正是基于近年来对 ED 发病机制深入认识的基础上发展而来的，可作为一种新的治疗方式供 ED 患者选择。

1. 提高患者对 ED 治疗重要性和必要性的认知   ED 影响男性整体健康，其病因涉及神经、血管、内分泌及精神、心理等多方面，是男性最常见的性功能障碍之一，积极治疗是十分必要的。

首先，ED 会给男性身心带来严重危害，打击男性的自信心并降低其生活满意度，积极治疗 ED 可满足男性的生理需求，也是男性精神层面的重要需求。

其次，ED 剥夺了女性追求美满性生活和幸福婚姻的权利，严重影响家庭和睦与稳定，积极治疗可以起到维护家庭、社会稳定的重要作用。

最后，ED 往往是某些全身疾病（如高血压、冠心病、糖尿病）的前兆，积极治疗 ED 有助于全身疾病的早发现和早治疗，以免造成严重后果。ED 是可以治疗的疾病，而且部分患者是可以治愈的。

2. 加强针对药物使用方法及注意事项的患者教育   他达拉非是治疗 ED 的有效方案，可根据 ED 的严重程度、年龄、病因和治疗效果进行剂量调整。他达拉非的药效不受食物和适度饮酒的影响，此外，对生育具有安全性。他达拉非不是作用于中枢神经系统的药物，因此不是"春药"，也不具有成瘾性，服用后不能直接引发或提高性欲，只有在有效的性刺激下才起效。服用他达拉非的注意事项：①遵医嘱服用：该药是处方药，必须在医生的指导下使用；②避免高脂肪饮食、饮酒；③避免与其他药物混用：该药可能与某些药物发生相互作用，特别是硝酸甘油类药物。通过遵循这些注意事项，可以确保他达拉非的安全、有效使用，最大限度地减少可能的不良反应。

3. 加强对患者及其性伴侣的期望值教育和心理指导   纠正 ED 患者不佳的勃起状态，使其恢复正常的勃起状态并完成性生活，目前临床上常用的治标方法有很多，包括按需服用 PDE5 抑制剂、海绵体内药物注射、假体植入等。然而因 ED 的病因错综复杂，任何对男性勃起过程产生危害的不利因素都可能导致 ED,单纯的治标只能表面上缓解患者的病症,难以满足患者及其伴侣的期望,若能针对其病因进行干预,纠正其病理生理过程,达到所谓的治本,这是我们所期待的。

综上所述,目前的检查手段尚不能对 ED 的病因、发病机制及预后进行准确判断,只能做到初步分析是什么原因。ED 的治疗目标应为达到和维持坚挺的勃起硬度,并恢复满意的性生活,同时,ED 的治疗还关系到患者的伴侣,应与患者及其伴侣共同交流,治疗应该基于患者及其伴侣的预期值、性生活满意度、总体健康满意度等要求。

(代晓微)

第四节

练好腿和腰，
性致自然高

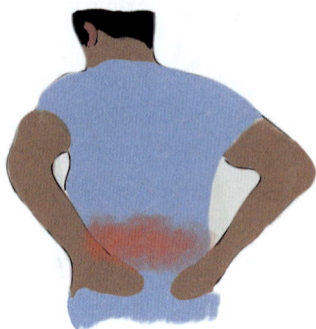

　　大部分健身项目，对人体肌肉、血管、肺活量及情绪的调节作用是普适的。而对有性保健需求的男性朋友而言，追求"更强""更硬""更久"，所以他们更渴望通过针对性、实操性的训练达到目的。

　　先请回忆一下，同房时，哪些部位用力最多呢？

　　来，敲黑板，划重点。

　　一是腰，二是腿，

　　除此之外就是嘴。

　　上下游走那是手，

　　抠摸揉搓都得有。

　　关于手，更多的是技巧，需要的是摸索而不是训练。

　　咱们今天就说说腰和腿。

　　如何练好腰和腿

　　1. 练腰　腰部肌肉作为人体的核心肌肉是非常重要的，如果一个人的腰部肌肉受伤，身体其他各部位的力量训练都难以完成。当一个人的腰部肌肉较弱时，他的手臂肌肉或者腿部肌肉都很难发达。

作为同房时的基本用力部位之一，腰部肌肉的重要性不言而喻。

2. **练腿** 练腿的方法有很多，需要循序渐进，科学训练，其中深蹲是增强腿部和臀部力量与围度及发展核心力量必不可少的练习，能够增强运动的持久性、稳定性。但是深蹲这项运动也并不是适合所有人，比如合并精索静脉曲张的男同胞就需要谨慎选择。高强度的深蹲等明显增加腹部压力的动作，可能会加重精索静脉曲张的程度。

深蹲的另一层含义是盆底肌的锻炼，还有更细微而具体的锻炼盆底肌的方案——大名鼎鼎的凯格尔运动。

凯格尔运动

凯格尔运动是重复缩放部分骨盆肌肉，来达到锻炼的效果。通过锻炼我们的耻尾肌肌肉群，来帮助骨盆肌肉恢复紧张力。坚持锻炼的话，还能够增加尿道阻力（女性产后用来预防尿失禁）；可以刺激生殖器区，增加该部位血流量，让女性在性生活中更有感觉，男性射精动作更有力。

来看看神奇的凯格尔运动的实操。

首先要准确找到盆底肌，排尿时突然憋尿，帮助你憋尿的肌肉群就是盆底肌。

起初训练时建议选用平卧位，运动前先排空膀胱，双侧膝盖弯曲，用力提肛，收缩盆底肌 5 秒，然后放松 10 秒，连续 10 次为一组运动，早晨、中午各一组，晚餐前、睡觉前各一组，每天共 4 组运动。

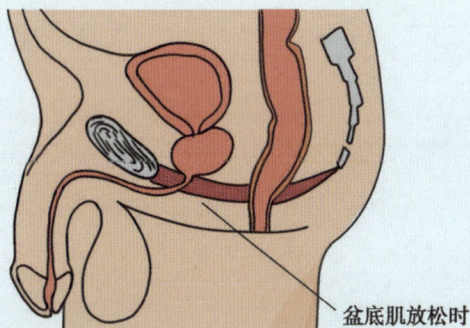

盆底肌放松时

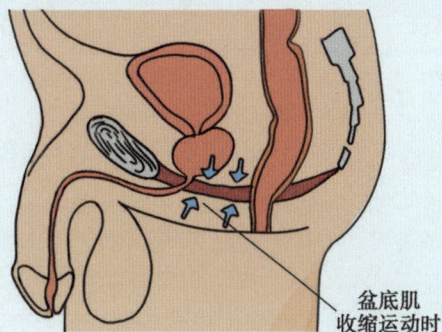

盆底肌
收缩运动时

运动一段时间之后,提高运动强度,改为收缩盆底肌 10 秒,然后放松 10 秒的节律,逐渐将运动场景扩大化,坐着或者步行时也可以进行。

注意:凯格尔运动需要适量,尤其中老年男性过于频繁的凯格尔运动容易引起前列腺充血、肿胀,诱发炎症和排尿困难。

(潘运高)

多做羞羞的事，
可以防止内分泌失调吗

作为一名医生，身边总少不了七大姑八大姨时不时咨询"内分泌失调"的问题：心情总烦躁，晚上难入眠，脸上长个痘，耳鸣又多汗，月经偶紊乱，怀孕难上难……

这些症状估计大家都不陌生，常会很自然地和内分泌失调扯上关系，我还没来得及详细询问，她们已经指明治疗方向了：快给我调调内分泌吧！

其实这是对内分泌系统的错误理解，虽然这些症状可能确实与内分泌有关，但是我们不能什么"锅"都让内分泌系统来背。

一、到底什么是内分泌失调

要想弄清楚内分泌失调究竟是怎么一回事儿？首先需要先了解一下内分泌系统及其功能。

人体的下丘脑、甲状腺、肾上腺、卵巢、睾丸等器官都是内分泌腺体，这些内分泌腺体能够产生一类化学物质，对人体各种生理活动起调节作用，这类化学物质，就统称为激素。大家常说的荷尔蒙，其实就是激素的英语词 hormone 的音译。

在正常情况下，人体内的激素水平处于一种平衡稳定状态，若这种平衡状态被打破就会造成人体内的激素水平发生紊乱，或者激素调节作用异常，患者会出现一系列临床症状，称为内分泌失调。

由于不同的激素异常引起的临床表现各不相同，所以严格来说内分泌失调并不是一种疾病，而是一类临床症状的统称。

二、内分泌失调与什么有关

人体内分泌系统的运行有其自身的规律。

季节变化、昼夜更替、睡眠、饮食和应激状态均属于影响激素分泌节律的因素，为了适应各种因素的变化，激素反馈调节系统也形成了相应的节律。如果这些因素突然改变，原本的节律就会被破坏，就会导致内分泌失调。导致内分泌失调的因素具体有哪些呢？

1. **环境的外在影响** 就像潮汐的涨落一样，内分泌是一个复杂而神奇的体系，人体内分泌功能会随着季节交替、气候变化做出相应的调整。

人体可能在吸收一些化学物质后，产生一系列机体反应，导致内分泌失调。例如很多美容产品含有雌激素成分，使用过多，虽然暂时变美了，但是也可能会导致一些负面影响，比如女性出现月经周期紊乱。

2. **生理性盛衰变化** 生长、发育、生殖、衰老各阶段的生理过程均与激素水平相关，人体的内分泌腺有自我调节功能，可以使人保持生理的动态平衡。随着年龄的增长，器官功能会逐渐衰退，内分泌腺也不例外，这也是很多内分泌疾病在中老年人群发生率高的原因。

3. **作息习惯的改变** 几乎所有垂体分泌激素的节律都与睡眠和昼夜节律有关，这是人体长期进化过程中形成的机制，成年人每天睡眠时间少于 4 小时，新陈代谢系统就会出现严重的障碍，因此，失眠、长期熬夜、昼夜颠倒的人群极易发生内分泌失调。

4. **情绪波动** 心理因素对内分泌的影响很大。受到工作、生活、家庭等各方面压力的影响，长期处于负面情绪中对身心会产生不良影响，情绪不稳定，急躁、思虑过度等，都容易导致内分泌失调。

所以，内分泌失调的七大姑可能是买车姑、购房姑、对象姑、工作姑、薪水姑、结婚姑、生娃姑。

5. **营养多寡或失衡** 人体要维持正常的生理功能，就必须有足够、丰富、均衡的营养。经常不按时吃饭，容易造成身体营养摄入不足；节食容易出现营养不良；快餐中的饱和脂肪酸含量高，易刺激人体激素的过度分泌；胆固醇是合成激素所必需的原料，一旦原料缺乏，激素就无法合成……

喝水也变胖的人，以后不要甩锅给无辜的水了，还是来看看你的饮食习惯和结构吧。

三、多做羞羞的事情，可以调节内分泌失调吗

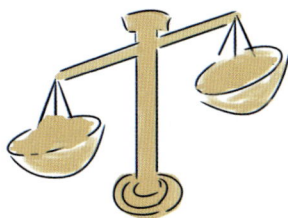

坠入爱河中的男女身体会分泌一系列爱情荷尔蒙，令恋爱中的人相互吸引，使恋爱变得甜蜜。

当爱情进展到性爱阶段，激素（荷尔蒙）的水平与性欲的形成及维持密切相关，可以通过中枢神经系统的作用调节性欲，在一定范围内，爱情荷尔蒙浓度越高，产生性欲的能力越强，反之会导致性欲降低。

男女之间羞羞的事情，可以带来极大的愉悦感，让人心情舒畅、释放压力，但是目前并没有明确证据证明羞羞的事情可以反过来调控激素的释放节律或水平。

四、没事别乱调

由于乳房不够丰满而自作主张口服雌激素来刺激乳房发育，随之而来的往往是乳腺增生和子宫肌瘤等不良后果。

常见的月经周期紊乱，其内在原因可能是内分泌疾病，也可能是解剖结构异常、血液系统疾病、生殖系统炎症甚至肿瘤。如果没有准确判断病因而一味地去"调节内分泌"，结果可想而知。

还有人受养生广告的影响而盲目选择那些号称能调节内分泌的保健药物、精油秘方，都可能会误入歧途。

因此，大家遇到相关问题时不能草率自诊为内分泌失调，应对含有"调节内

分泌"字眼儿的保健品或疗法保持必要的怀疑与警惕。

　　有问题应及时咨询专业医生,对于每一种内分泌相关疾病,医生会确定病因、权衡利弊后选择合理的、针对性的治疗方案。

（潘运高）

第六节
性爱那些事儿

"那事儿就那么有意思?"

"当然!有意思呀!"

"你咋弄的?我觉得很无聊呀!"

"这要上下其手,口舌引燃,快慢结合、急缓相间,你来我往,姿态万千……"

"咦咦咦,里面这么多学问啊,你坐下来,喝杯水,咱俩继续掰扯掰扯……"

性爱这件事儿自古以来引起了多少腥风血雨,怎么可能没意思?!

过程酣畅而迷幻,贯穿并升华着男女之情,但如果是低质量的性爱,不仅可能失去两性关系的主导,还有可能直接出局。

今天咱们就从性爱初体验、性欲爆发期及老夫老妻无性生活 3 个阶段,深度为大家剖析一下性爱那些事儿,拿走不谢哦 ~~~

一、第一次性爱,几岁最好

理论上说,18 岁以后,你就可以自己做主了,决定权在你,但选择权却是相互的。

谁不想在对的时间,遇到对的人?

如果有那么一个他 / 她让你心动,请在开始之前,再确认一下眼神,用内心深处的灵魂提醒自己:错的时间遇到错的人是一种荒唐,错的时间遇到对的人是一声叹息,对的时间遇到错的人是一场伤心,对的时间遇到对的人,就是一生幸(性)福!

如果你觉得真的很好,就是眼前,交融就在这一刻,还要等什么?且慢,认真对待性,才能认真对待爱。健康的性生活习惯,也要从此刻养成。

二、如何做到她好，你也爽

条件 1：别猴急，先洗洗！

性爱前的清洁是必要的步骤，也是爱他/她的表现。清洁是需要全方位的，不仅仅是私处，还包括面部/脖颈/腰身/手/口腔等，别问我为什么。

特别要提醒男生：如果包皮过长，一定要翻开清洗干净，否则里面可能存在的包皮垢让你秒成"渣男"。至于女性，避开生理期是必须的，能错开排卵期更好，除了预防感染，也要预防中标。

条件 2：稳住！记得上保护

不是每一次性爱，都是直奔孕育下一代目的去的！

所以，妥善的避孕防护措施必不可少，不仅让双方心安，全身心投入"巫山云雨"之中，而且也能达到保护女性的目的。

在目前常用的避孕措施中，推荐避孕套，也就是大家说的小雨伞。不仅体积小方便携带，还可以有效避免性传播疾病，但注意应全程使用，不能等到冲刺阶段才匆忙撑起遮挡枪林弹雨。

条件 3：正确避孕，有备无患

可能会有部分人采用安全期避孕的方法，作为"沙场新丁"，你的心太大，足够蝌蚪成群结队慢慢爬。

虽然对于拥有澎湃激情的年轻人来说，有时爱情来得太快，就像龙卷风，离不开暴风圈，来不及逃，如果不习惯或不喜欢用小雨伞，还可以采用口服避孕药来防止"人口翻番"。

条件 4：她好，才真行

有了充分的心理准备和防护措施，下面就可以进入正题。

人之所以为人，总要比动物显得优雅一些，虽然是在做满足生理需求的事，情感交流也是必不可少的。

能够关注到伴侣的性体验，才能上演一出精彩对手戏。你好我也好，团队项目就需要合作共赢。如果只顾自己爽，忽略对方感受，说不定传来娇喘一声：啪好了继续再干，啪不好再不相见。

三、面对老婆、老公, 下不去嘴吗

爱情保鲜期能有几年? 不同人有不同的看法。单就性爱而言,初体验激情四射,三五年汹涌澎湃,七八年轻车熟路,十年后趋于平淡,再后来例行公事,量渐少屈指可数。

如何重新找回热情,是相守多年之后必须面对的现实问题,具体可以参照本章第一节相关内容。最最重要的,别忘了最好的感情润滑剂,是美好的性爱体验,这点是无法被替代的。

或许随着年龄增长,性爱也会遇到各种各样的问题,别气馁,天空飘来五个字"这都不是事儿",自己能解决的,交给你,自己解决不了的,和医生聊一聊,应该是个正确的选择。

(潘运高　宋光烨)

第七节

坚持不泄的秘密

如果让男人选择几个词语表现男性特征，"金枪不倒""坚持不泄"应该会在待选之列。

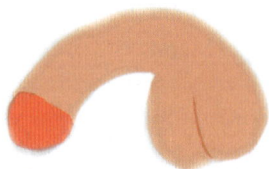

随着社会发展，性爱生活已逐步从最基本的生理需求，上升为事关家庭和谐、生活美满的重大因素。每个男人的内心深处，都有一个期望的时长：我要征战杀伐，不要丢盔弃甲；我要金刚钻，拒绝快枪手。

"性爱生活的质量并不仅仅取决于时间，而在于技巧和态度。"这样的说辞或许没有逻辑上的错误，但并不能让期望长期战斗的男人满意。

为了这一目标，男人们可是费尽心机：禁欲、戒色、戴套、药酒……作为早泄一线治疗方案的 5-羟色胺选择性再摄取抑制剂，如达泊西汀，已经被广大男性朋友所接受，近年来直接作用于"丁丁"的局部外用药也受到众多男性追捧。

一、这些外用产品靠谱吗

有需求就有市场。目前充斥在各大网络平台的延时喷剂种类繁多，清一色的五星好评，真的是广告语所宣称的延时神器吗？

如果认真去查找商品详情，你或者找不到成分说明，或者看到的是三氯生、玛卡提取液、甘油、淫羊藿、纯化水、醋酸氯己定……甚至干脆来一个语焉不详的植物提取液。

淫羊藿、玛卡？是不是很熟悉？补肾药用到丁丁头上了。

醋酸氯己定、三氯生？这些广泛用于香皂、卫生洗液、消毒洗手液、伤口消毒喷雾剂、空气清新剂的成分什么时候可以用来延时了呢？

这些成分混合在一起，能否达到"喷一喷、延长半小时"的功效，真的要打个大大的问号了。

如果真有那么一点儿延时作用，秘密可能就在于：使用者本身并非真正的早泄患者，在积极的延时心理暗示下延长了性生活持续时间。

目前推荐的是局部麻醉剂，比如复方利多卡因乳膏、普鲁卡因-利多卡因胶浆、盐酸达克罗宁、苯佐卡因等。

◎ 特别提醒

"丁丁"局部外用药反复应用可能引起"丁丁"感觉减退，需要较以往更强的性刺激信号来诱发勃起；如果使用不当，会出现阴道内药物吸收导致性伴侣阴道麻痹，会影响性体验。

成分不明的产品，可能会带来皮肤的刺激反应，尤其过敏体质的朋友更加需要注意。

二、科学的延时小窍门有哪些

除了使用口服和外用药物之外，是否有切实可行的方法和技巧？答案是肯定的。

◎ 克服心理因素

对于射精控制能力不够自信者，往往如履薄冰，战战兢兢，未见其深，先泄其精。因此，双方应该互相谅解、支持，营造舒适、温情的环境，有助于双方放松心情。女方也要多鼓励，帮助男方建立信心。

◎ 调整好性生活频率

禁欲延时并不可取。性生活频率低，性腺分泌物积聚就多，受到性刺激时，这些分泌物很快就从精囊、前列腺、睾丸、附睾等器官积聚到后尿道，使得后尿道压力快速增加，压力信号反馈到大脑的射精中枢，当达到一定阈值就会诱发射精。所以，拥有规律、频率适当的性生活，有助于稳定射精时间。

◎ 分散注意力

射精快慢与控制射精的能力有一定关系。如果"丁丁"勃起硬度很好、性生活时容易兴奋，不妨在性生活时适当分散自己的注意力，通过分散思维，降低大脑的兴奋程度，达到延长射精潜伏期、延长性生活时间的目的。

◎ 适当增加前戏

性爱，并非纯粹的活塞运动，而应该是性＋爱。如果把活塞运动认为是性，前戏就是唤起爱的那根火柴。简单说：你得先预热，循序渐进地营造恰当的氛围，才能擦得出火花。亲吻和爱抚都是很好的前戏方式，延长前戏爱抚的时间，可以缩短女方达到高潮所需时间，从而弥补一下活塞运动的时差，性急的男士可先用冷水给"丁丁"洗洗脸、退退热，从容淡定行爱亲吻抚之能事，待到山花烂漫芳香四溢之时，自然水到渠成，不须事先考虑。

◎ 姿势的选择

可以尝试改换体位。女上式或侧位性交，由于较为省力，男方肌肉不会处于高度紧张状态，动作幅度小，对"丁丁"刺激较弱，也能延长性爱时间。

◎ 借助安全措施

"丁丁"过于敏感者，在"丁丁"受到挤压、热感等刺激时，容易失去控制而射精。因此，可以借助避孕套降低"丁丁"的敏感度，达到延时目的，必要时甚至可以用双层保障，也可选择延时型避孕套，通过在避孕套内置表面麻醉剂而起效。

◎ 耻尾肌锻炼法

耻尾肌锻炼的核心是增加耻骨、尾骨之间的肌群张力，从而达到增强射精控制、延长射精时间的目的。

首先要准确找到相关肌肉群——在排尿时突然憋住，能够帮助完成憋尿的肌肉群就是我们需要锻炼的肌肉群。不需要总是在排尿时进行锻炼，因为憋尿可能导致尿液反流性前列腺炎。建议休息的时候，全身放松平躺，保持耻尾肌收缩 5 秒，然后慢慢放松，5~10 秒后，重复收缩。在训练过程中，平静呼吸，保持身体其他部位放松。可以用手触摸腹部，如果腹部有紧缩现象，说明收缩了错误的肌肉群。

◎ 行为治疗

说到底,性是两个人的事,良好的性体验需要双方共同参与才能实现,可以通过行为治疗降低龟头敏感度,也可以通过行为治疗延长射精潜伏期。

经典的方法按照以下四步,循序渐进。

第一步:男方通过单纯自慰刺激,快要射精时停止刺激,等快感消退再如此反复训练。

第二步:涂抹润滑剂后进行自慰刺激,过程同第一步。

第三步:由女性伴侣对生殖器进行刺激,过程同第一步。

第四步:涂抹润滑剂后再由女性伴侣进行刺激,过程同第一步。

每一步都需要一定的训练数量,一般在射精潜伏时间达到 10~15 分钟后,可以进入下一步。

这种方法是从单纯自慰逐步过渡到模拟正常性爱的情境,有助于男性稳扎稳打地提高对射精的控制能力。

从女性的角度来看,也并非时间越久越好,部分女性经过长时间的摩擦甚至出现阴道黏膜水肿,反而影响了性体验。

男性过分追求硬度和时间,可是女性需要的还有爱与体贴。如果一直纠结时长不能全身心投入性爱,反而徒增烦恼。

当然,如果遇到自己解决不了的问题,还是需要及时就诊,寻求专业医生的帮助。

(潘运高)

第八节
要长久，
练好这些肌肉

小宋夫妇今年 40 岁，夫妻感情非常好，但近半年来小宋在性生活过程中总是有力不从心的感觉，时间不够长久，他就诊了好几家医院，服用了一些药物，但效果并不好。每次小宋都有些歉意，虽然爱人没有抱怨，但小宋还是觉得一直这样下去不行。那么小宋应该如何调理才能改善目前的状况呢？

参加体育锻炼是一个非常有效的方法，尤其经常参加慢跑、骑自行车和步行等有氧耐力运动，不但能使下肢肌肉得到锻炼，还能增强意志力。医生说，性功能的兴衰与肩部、腰部、臀部、盆底肌肉及腿部肌肉有十分密切的关系。那么，我们如何才能更加有针对性地对各个部位的肌肉进行锻炼呢？听我给你慢慢述说。

一、肩部肌肉锻炼

俯卧撑：膝盖及小腿位于健身球上，双手撑地，进行俯卧撑运动。如果没有健身球，也可以更换为同等高度的其他物品，目的是保证腰背部挺直，下颌内收，双眼直视下方，头部与身体成一直线。做俯卧撑需要注意：循序渐进，预防肌肉拉伤及因为身体失去平衡导致摔伤。

二、腰部肌肉锻炼

卧地提腿：仰卧位，背部着地，双膝弯曲，双脚平放于地面，手臂置于身体两侧，抬起双膝，缓慢向胸部靠近，双手轻轻握住膝盖后侧，并保持这一姿势 2~3 秒，然后缓慢放下双脚，重复上述动作，尽可能多做。需要注意：始终保持背部平直，避免背部弯曲离开地面而影响腰部肌肉锻炼效果。

三、臀部肌肉锻炼

臀部力推：双脚并拢站立，双手放在髋部，一只脚向前迈出一步并屈膝，双脚脚尖都向前，做弓步姿势。轻轻向前送髋部，直至臀部感觉到轻轻的拉力。保持这一姿势5秒，然后换腿，继续做同一动作。需要注意：动作缓慢，用力不宜过猛过大，否则可能会造成肌肉拉伤，另外，整个锻炼过程中，膝盖的弯曲角度尽量保持一致。

四、腿部肌肉锻炼

跪地挺身：双膝跪地，双手自然放在身体两侧，躯干挺直，保持身体和大腿成一条直线，与小腿成90°，然后缓慢向后倾斜10厘米左右，将身体重心慢慢转移到脚踝上，保持这一姿势2~3秒，慢慢恢复起始姿势，重复上述动作，根据自己的情况循序渐进地锻炼。需要注意：腰部不要弯曲或者松懈，这样不仅锻炼了腿部肌肉，而且同时也锻炼了腰部肌肉。另外，重力深蹲、俯卧腿屈伸等都可以达到同等效果。

五、腰部、臀部、腿部肌肉锻炼

臀部拱桥：仰卧位，背部着地，眼睛凝视天花板，双膝弯曲，双脚平放在地上，手臂放在身体两侧，掌心向下，躯干用力，慢慢抬高臀部离开地面，直至肩膀到膝盖之间的身体形成一条直线，坚持1~2秒，然后慢慢回到地面。重复这一动作。需要注意：双眼不要看向腰，头部始终不能离开地面，锻炼循序渐进。

六、盆底肌锻炼

凯格尔运动：仰卧位，眼睛凝视天花板，吸气时，收缩肛门，坚持3~5秒，呼气时放松，每次10分钟左右。

上述这些方法简单易行，重在坚持锻炼！当然，对于性生活的时间长久性来说，除了锻炼身体外，还需要温馨的环境、双方的沟通、必要的技巧，配合饮食调节、性欲节制及必要的药物辅助治疗。

（王东耀）

第九节

性爱被中断，
后果严重吗

　　小宋夫妇今天特别高兴，因为今天是他们的结婚纪念日，小两口早早把工作做完，顺利下班，去饭店美美地吃顿大餐，乐呵呵地回家了，准备好好地恩爱一下。环境和气氛足足的，两人正"嘿嘿"的时候，铃铃铃——电话铃突然响了起来，两人正在兴头上，被这突然的电话铃声打扰，面面相觑，不得不起身接电话。等接完电话后，两人躺在床上，全然没有了起初的那股兴奋劲儿，草草收场了。

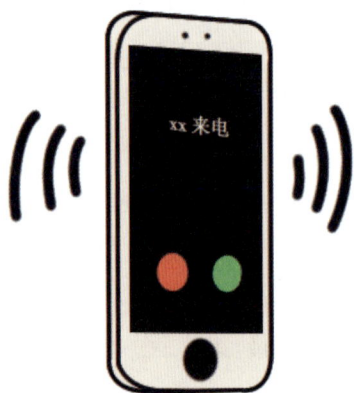

　　在性生活中，很多夫妇都经历过这种被意外发生的事打断的尴尬情形，就像在上面故事中提到的那样，或是正进行到关键时刻，突然有人敲门，或是对于一些有孩子或同老人一起居住的夫妻，性爱被突然中断的可能性会很大。而这种突然中断性交所带来的伤害，可能远不止扫兴这么简单。对于男性来说，性爱时一些突发意外可能会造成哪些严重后果呢？为避免这些情况发生，我们又有哪些需要注意的呢？下面我跟大家详细地聊一聊。

　　先聊一下性爱过程突然中断会造成哪些严重后果吧。

一、阳痿

在平日正常的房事过程中,中枢神经系统处于兴奋状态,主要表现为精神兴奋、紧张,性器官处于充血状态,而这时候如果性爱被突然中断,神经反射的解除和性器官兴奋的消退远没有射精后的这种解除和消退来得迅速,而是缓慢的。这就像引而不发的弓弦,没有把箭射出去,而是缓慢地把弓弦松弛下来,如果偶然一次,一般不会对弓弦造成影响,但反复这样的话,无疑对弓弦是一种损害。同理,性爱过程也是这样,偶尔一次性爱被突然中断,不会造成大的影响,但如果这种事情经常发生,会加重神经系统和性器官的负担,久而久之,便易诱发阳痿。

二、射精异常

性爱被打断是很多男性都曾经历过的。突然中止房事,影响了夫妻的性爱气氛及过程,如果这种事情经常发生,射精过程经常被抑制,症状轻者导致射精时间延迟、射精不爽快,而严重者则可能发生不射精等异常现象。

三、精囊炎

男人在性爱的性兴奋期,性器官处于充血、肌肉紧张状态,这时候突然中断,性器官充血、肌肉紧张的消退时间会延长,而精囊持久充血、肌肉紧张,精囊壁上的毛细血管扩张破裂,容易导致血精的发生,医学上称此现象为无菌性精囊炎。

四、前列腺炎

在正常性生活后,阴茎很快疲软,阴茎内血液在 5~10 分钟内便减少50%~60%,随后 5~30 分钟阴茎内血流就会恢复正常。若意外突然中断性爱,性器官内血流复原需要几个小时,性器官长时间处于充血状态,而前列腺长时间充血,易发生无菌性前列腺炎,出现排尿滴沥不尽,尿道口常有白色浑浊液体滴出,出现尿道、会阴等处不适及腰酸背痛等症状。

五、性冷淡

正常房事过程中,突然受到打扰,导致性交中断,会产生失望和压力,重复几次后,可能会形成条件反射,即每次一到这个时候即使外界的打扰没有发生,也会突然没了兴致,这样很容易导致性冷淡。

综上可知,男性性爱被打断,可能导致勃起功能障碍、射精异常、精囊炎等严重后果,严重影响夫妻生活。

性爱过程的突然中断可能造成这么多严重后果,那么我们应该如何做才能尽量避免这些意外发生呢? 其实要做到性爱过程不被打断很容易,给予性爱足够的重视,在性爱前尽量创造安全、温馨的环境,尽量杜绝外界干扰。对于有孩子的夫妇而言,在性爱前应该确定孩子已经睡得很安稳了,关好房门或者选择孩子不在家而且确定孩子不会突然返回时进行。另外,还应该在孩子很小的时候就教会他懂得尊重父母的隐私,如果父母的卧室关着门,就要先敲门,经过允许后再开门。如果是在白天做爱,记得关掉电话铃声或拔掉电话线,避开邮递员送信的时段,等等。另外,应该记得检查自己的日程安排,如果有朋友要到访或者要等一个重要的电话,就不应该非赶在这一会儿不可。总地来说,为防止性爱被打断,应该注意房事的私密性,提前保留自己的隐秘空间。

(王东耀)

第十节

男性 HPV
感染知多少

生殖医学中心门诊经常有带着 HPV 检查结果前来就诊的患者,因为 HPV 是妇科常规检查及体检项目,但是有的女性患者经过系统治疗及定期复查后治疗效果尚不满意,所以女方带着老公来就诊,问得最多的问题——我为什么会感染 HPV ？我老公要不要也检查一下？我老公包皮过长要不要做个手术,要不要和我一起治疗 HPV 感染？那么有的人就会问了,HPV 感染不是妇科疾病吗,关她老公什么事啊？

人乳头状瘤病毒(human papilloma virus,HPV)是一种常见的通过性接触传播、感染的病毒。HPV 广泛存在于自然界中,人体的皮肤、消化道、呼吸道等均可携带,主要传播途径为性传播,HPV 感染是全球最常见的性传播疾病之一。

HPV

(human papilloma virus)

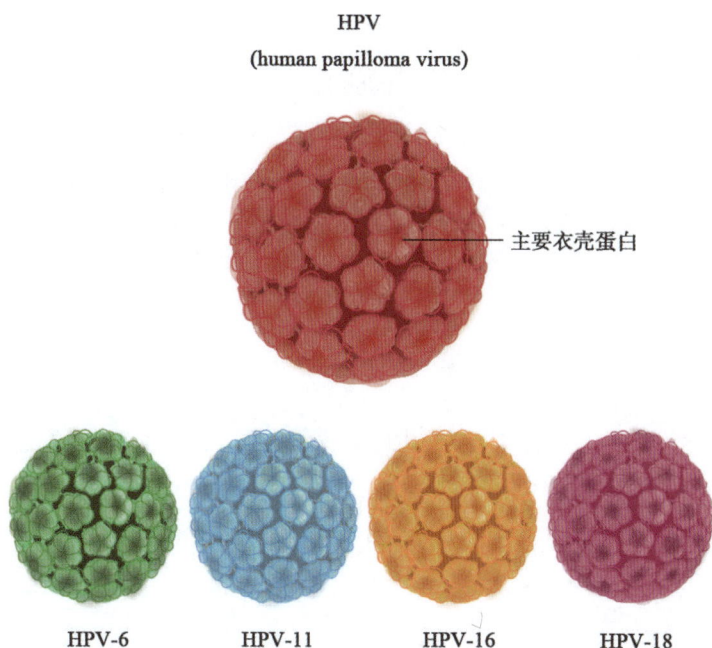

主要衣壳蛋白

HPV-6 HPV-11 HPV-16 HPV-18

一、男性的 HPV 从何而来

男性阴茎、包皮、尿道、龟头、阴囊、腹股沟、肛门、肛周等均是 HPV 的重要定植部位。男性精液、尿液、前列腺液中均可检出 HPV 的 DNA。HPV 是男性阴茎肿瘤、肛门肿瘤和口咽部肿瘤的重要致病因素。

二、男性 HPV 感染的发病率

年龄不同,HPV 感染率存在差异。18~30 岁性活跃人群感染率高,在我国此年龄段男性 HPV 感染率为 14.5%、女性 HPV 感染率为 15.6%。文献报道,男男性行为人群 HPV 感染率明显高于女性,达 59.9%;男男性行为人群(MSM)比男性异性恋者(一般人群)发生 HPV 感染的可能性高。

三、男性 HPV 感染的危害

HPV 不仅是女性宫颈癌的罪魁祸首,也会影响男性的生殖健康。在性传播疾病中,尖锐湿疣是常见的性传播疾病之一,多由低危型 HPV(HPV-6/HPV-11)致病。男性生殖器 HPV 感染类型在不同研究中存在差异,其中,HPV-16、HPV-84 为最常见的类型,然而混合感染为男性 HPV 感染的常见模式。

男性 HPV 感染可引起阴茎癌、鲍恩样丘疹病和肛门癌等生殖器肿瘤,也被证明与前列腺癌及部分泌尿系统肿瘤密切相关。

四、男性 HPV 感染的治疗

男性在一生中通常比同年龄段的女性有更多的性接触,因此在传播 HPV 病毒方面比较活跃。男性 HPV 感染不算是一种疾病,大部分 HPV 可被人体自身免疫系统清除,一般不会引起任何症状,也极少发生癌变。

五、男性如何接种 HPV 疫苗

男性由于工作和生活压力较大,对自身健康的关注度并不够,而且社会和服务机构对男性生殖健康的关注程度也低于女性。因此,男性接种 HPV 疫苗不仅是对女方负责,也可预防男性生殖系统疾病。德国推荐 9~14 岁、英国推荐 9~15 岁、美国推荐小于 21 岁的男性接种 HPV 疫苗。大多数男性 HPV 感染以亚临床感染为主,采取有效的措施防止 HPV 感染尤为重要。

我国目前对于男性 HPV 感染的预防控制和 HPV 疫苗接种尚无明确要求和建议,在男性 HPV 感染预防控制层面仍为空白,这与流行病学调查数据不够完善和临床重视缺失有较大关系。加强对男性 HPV 疫苗的认识与研究,也是我国未来努力的方向。有关 HPV 检测及相关疾病预防等方面的宣传,必须在男女双方中共同开展,以期降低 HPV 感染率,提高生殖健康水平。

(代晓微)

珍珠状阴茎丘疹，
又被冤枉成是性病

阳光明媚，于大夫门诊正常开诊！

一对衣着时尚的年轻男女，来到诊室，女生带着怨气说："医生，他的'丁丁'长了一圈小疙瘩，您帮忙看看他是不是得了性病？"小男生委屈地说："我真的守身如玉，没有乱来。"看着他说话这么没有底气，我连忙圆场说："别着急，我来看看。——唉！这明明是珍珠状阴茎丘疹嘛！"

1. 什么是珍珠状阴茎丘疹？我来给你们科普一下

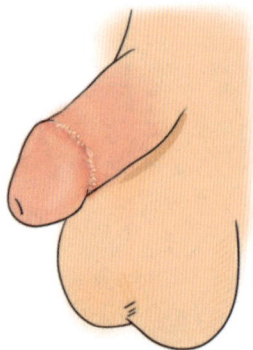

珍珠状阴茎丘疹，又称珍珠状丘疹，是阴茎冠状沟处、环绕龟头出现的小丘疹，多发于 20~40 岁男性，丘疹大小多为 1~3 毫米，主要发生在龟头的边缘与冠状沟交界处或系带处。丘疹顶端圆而光滑，但也有个别丘疹呈毛状或丝状。丘疹互不融合，多密集排列呈一行或多行，在龟头背侧明显，可部分或完全环绕龟头。丘疹的颜色多为珍珠状白色，少数为淡红色、肤色，部分可出现轻度红肿。无疼痛、无破溃，且患者无明显自觉症状。

珍珠状阴茎丘疹的发病原因及发病率目前尚不十分明确，但相关研究表明，包皮过长、局部卫生状况差、冠状沟分泌物及污垢的长期刺激可能是造成本病的直接原因。

2. 男生的腰板逐渐伸直，询问道："医生，珍珠状阴茎丘疹是性病吗？有传染性吗？需要治疗吗？"

当然不是性病，珍珠状阴茎丘疹是不会通过性接触感染和传播的，也不会对人体健康产生影响。它是一种良性病变，为生理发育上的变异，无生理功能障碍。患者常常无自觉症状，在无意中发现，非性接触致病，部分患者随年龄增长而消退,有的人可持续数十年无变化。该病无传染性,无碍健康,通常不需要特殊处理。

但为预防该病症状加重,应注意局部清洁卫生、保持干燥,尽量避免接触可疑致敏原,丘疹瘙痒时勿用力搔抓,以免引起皮损增多。

如果患者积极要求治疗,可选用激光疗法、冷冻疗法或外涂药物治疗,但切记避免损伤过度引起瘢痕而造成患者痛苦。其实不管通过何种方式治疗,珍珠状阴茎丘疹都是有可能复发的,而且治疗过程存在风险,如此,还是顺其自然吧。但若包皮过长,可行包皮环切手术,避免包皮垢刺激。包皮环切是目前比较可靠的治疗方法。

3. 女生的气势渐渐弱了,悄声地问:"'丁丁'上的小疙瘩,不都说是'疣'吗?"

我微微一笑,"我觉得珍珠状阴茎丘疹会对你说:'性病这个锅我不背!'"

珍珠状阴茎丘疹常被误认为是性病,最主要的原因是外形与尖锐湿疣有些相似。

珍珠状阴茎丘疹病损局限于龟头的边缘,珍珠状分布,多为白色、黄色或者红色,表面光滑,丘疹随病程延长不会增大,不易破溃出血,醋酸试验阴性;而尖锐湿疣不局限于龟头的边缘,可发生于生殖器的任何部位,多单个散在,病损较大,表面凹凸不平,多呈菜花状,随病程延长逐渐增大,醋酸试验阳性,组织病理检查见凹空细胞。

一般情况下肉眼就能够区分珍珠状阴茎丘疹和尖锐湿疣,但也有特殊情况,个别假性珍珠状阴茎丘疹,肉眼会误认为是尖锐湿疣。

因此,如果发现阴茎上出现异常的小疙瘩,建议前往正规公立医院,寻求专业医生的帮助。

"小伙子,针对你的情况,我可以明确诊断是珍珠状阴茎丘疹,安心啦,不传染,没危害,不耽误结婚、生孩子!"

(于航)

第十二节
男性丛林中的别样生物
——阴虱

一、病历摘要

男性患者，23 岁，未婚，自述外阴处瘙痒 5 天。查体：阴毛处可见灰白色活动虫体，并可见多处抓痕，内裤上可见血迹斑点。追问病史患者既往有高危性生活史且未采取避孕措施。诊断：阴虱病。予以剔除阴毛、局部涂抹 50% 百部酊、沸水烫洗衣物、禁止性生活后治愈。

二、疾病介绍

（一）阴虱

虱属于昆虫纲虱目，无翅，是永久性的体外寄生虫。虱叮咬皮肤所引起的皮肤病称为虱病。阴虱为无变态昆虫，发育过程分为卵、稚虫（又称若虫）、成虫三个时期。卵在 37℃经 4~20 天可孵为稚虫，稚虫经三次蜕变为成虫（需要 27~33 天）。阴虱病是由阴虱在宿主的阴部、生殖器毛发周围寄生、繁殖及反复

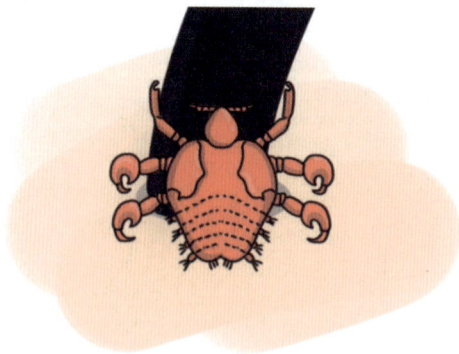

叮咬吸血引起的传染性皮肤病。随着国内卫生条件不断提高,发病率已逐渐下降。

(二) 阴虱病的临床表现及诊断依据

阴虱病常以外阴症状为首发表现或唯一表现,诊断并不复杂,外阴找到阴虱成虫或虱卵即可确诊。考虑到阴虱的误诊率较高,皮肤镜检查无创、方便、快捷,可以作为阴虱病诊断及鉴别诊断的一种常规手段。目前皮肤镜是一种在世界范围内广泛应用的无创且便捷的诊断技术,通过光学放大和偏振技术可以观察到肉眼无法观察到的形态学特征,可清晰观察到阴虱及虱卵。一旦诊断为阴虱病,一定要检查患者的腋窝、肛周、眉毛及睫毛,对于多毛的男性,还应该进一步检查胸部、脐周及小腿的毛发区域,以防止漏诊。

(三) 阴虱病的治疗

阴虱主要通过性接触传播,以刺器刺入皮肤吸吮人血维持生命,治疗以灭虱及灭卵为主,可剃除毛发,衣物用沸水烫洗或熨斗熨烫。我国治疗阴虱病的药物主要以 50% 百部酊或 25% 苯甲酸苄脂乳剂及 10% 硫软膏为主,效果不理想者,可外用中药制剂治疗。在欧洲国家,一线治疗包括 1% 氯菊酯、含胡椒基丁醚的除虫菊素,二线治疗包括 0.2% 吩噻嗪洗剂、5% 马拉硫磷乳液和口服伊维菌素,其他治疗方法可用 25% 苯甲酸苄酯洗剂。除治疗患者外,患者配偶应一同治疗。

(四) 阴虱病的鉴别诊断

阴虱病需要与疥疮、湿疹、瘙痒症等疾病鉴别。疥疮在皮肤镜下可见疥螨及其隧道呈典型的喷气式飞机样表现,疥螨的前端(嘴部和两条前腿)相当于三角形的飞机,隧道则相当于飞机的尾迹;湿疹皮炎类患者的毛发与皮肤在皮肤镜下可见附着形状不规则的黄白色鳞屑。

(徐辉)

第十三节
关爱男性健康，
"性福"常伴左右

"医生，我看见你们科室正在举办世界男性健康日活动，以前从来没有听过男性还有个健康日，男性健康包括哪些方面？" 一位患者疑惑地问道。

世界卫生组织确定了每年 10 月 28 日为世界男性健康日。自古以来，男性一直被看作是家庭的顶梁柱，这就使男同胞背负着更加沉重的压力、负担。男性在健康方面存在很多问题，甚至较女性更为严重，男科疾病的发病率比较高，全球约有半数男性患有男科疾病，如前列腺疾病（20~50 岁男性发病率高达 20%~40%）、性功能障碍、高血压、糖尿病、疲劳综合征、肥胖综合征等。这些男性健康问题在全世界范围内均很普遍。男性健康影响着整个家庭的发展，进而也成为一个社会问题，但是人们对男性健康问题的关注仍然不足，下面就科普一下常见的男科疾病。

一、男人说不出的痛——前列腺炎

前列腺炎是男科的常见病和多发病。据统计，近半数男性会受到前列腺炎的困扰，部分前列腺炎可能严重影响患者的生活质量。在现代生活中，吸烟、饮酒、熬夜加班、嗜辛辣食品、憋尿等均会导致前列腺炎，而性交频繁和延迟射精等不适当的性活动同样会引起前列腺炎。某些男性长期久坐，引起前列腺长时间充血和盆底肌长期慢性挤压，或者从事易发病职业、受凉、疲劳、压力和睡眠障碍等导致机体抵抗力下降或特异体质等，都是前列腺炎发病的重要诱因。对于前列腺炎患者，给予其健康教育、心理和行为辅导有积极作用。戒酒，忌辛辣刺激食物，避免憋尿、久坐，注意保暖，加强体育锻炼及规律的性生活，有助于改善前列腺炎患者的症状并维持疗效。

二、男人感觉羞耻的话题——勃起功能障碍

目前,勃起功能障碍呈现出较高的患病率和发病率,40 岁以上的男性患病率高达 40.2%。工作压力大、体力下降、心理和情感问题、不良的生活习惯、缺乏锻炼等因素,均可影响勃起功能。持续的勃起困难也可能是糖尿病、高血压、高脂血症、高尿酸血症等代谢性疾病的预警信号,因此要特别关注伴随的慢性疾病的影响。当意识到性功能方面存在问题时,应前往正规医院男科就医。日常生活中,应注意改变不良习惯,去除危险因素——戒烟、戒酒,避免药物滥用;保持心情舒畅,维持和谐夫妻关系,适当调整性生活,给予积极、系统的综合治疗。

三、传宗接代的事——男性不育症

男性不育症是指育龄夫妻有规律性生活且未采取避孕措施,由男方因素导致女方在一年内未能自然受孕。全球有 15% 的育龄夫妇存在生育困难问题,男方因素占 50%。发现精液标本检查异常或性功能障碍时,首选药物治疗和调整生活方式。不良生活习惯和生活方式是造成男性不育的最常见原因,通过改善精子质量和提高生育能力,尽可能自然受孕。如果疗效不理想,则可采取人工授精或试管婴儿等辅助生殖技术。因此,早睡觉、戒烟酒、合理饮食和适量运动等良好生活方式,对于改善男性生育能力非常重要。

不健康的生活方式是男性生殖健康的危险因素。近年来,随着健康知识的普及,人们越来越意识到男性生殖健康的重要性,关注男性的性与生殖健康,是当今社会亟待解决的问题。希望大家关爱男性健康,"性福"常相伴。

(代晓微)

第十四节
"一滴精，十滴血" 是真的吗

咱们老祖宗在日常生产生活中，结合自身的经验总结出很多俗语，好比"种瓜得瓜，种豆得豆""一年之计在于春，一日之计在于晨"，等等。虽然用词不是那么精准雅致，但却富含着深邃的人生哲理，也蕴含着古人最朴素的科学观。有这样一句俗语，估计大家都听过"一滴精，十滴血"，字面含义听着蛮吓人，那么它是否有科学依据呢？对这句话可能大多数人的理解是男性的精液比血液更加珍贵，因为一滴精液相当于十滴血液。但是，这个说法是不科学的，而且也会对男性的健康和心理造成不良影响。

一、先从科学的角度来逐一分析精液和血液的主要成分

精液虽然是由男性生殖系统产生的一种非常重要的物质，但是它并不比血液更加珍贵。血液是由少量血细胞和大量血浆共同组成的，精液中水分占 90%以上，剩下的是精子、果糖、蛋白质、微量元素、维生素等，人每天都能从日常饮食中获得营养物质，经过体内正常的新陈代谢得到补充。两者构成完全不同，如果非要进行比较，就有点儿"关公战秦琼"了。

二、精液和血液的功能是完全不同的

事实上，精液和血液在身体中发挥着不同的作用。精液里面的主力军自然是精子，它的主要功能是与卵子结合形成受精卵后再发育成胎儿，简单地说就是传宗接代，而血液最主要的功能是为各器官提供氧气及营养物质，同时也承担着许多其他重要的功能，如免疫系统的保护和废物的排泄，是人类生存的根本。因此，精液和血液，一个主管生殖，一个负责生存，无论是从生物学还是医

学的角度，"一滴精，十滴血"都是一个毫无科学依据的说法。

三、下面我们再从中医学理论角度介绍一下

中医学中的"精"与现代医学的精液、精子并不是同一个概念。中医认为，精、血均为机体的物质基础，是维持人体生命活动的基本物质。血本源于先天之精，而生成于后天饮食水谷。精的形成，亦靠后天饮食所化生，故有"精血同源"之说。中医学认为，肾主藏精，肝主藏血，众所周知，精子产生于睾丸，储存于附睾内，在射精时通过输精管、射精管和尿道排出体外，与肾脏无关。因此，我们不能把精子等同于中医学中的"精"。

四、"一滴精，十滴血"说法会对男性的健康和心理造成不良影响

如果一个男性认为自己的精液比血液更加珍贵，那么他很可能会过度强调自己的性能力和生殖能力，从而忽视了身体其他方面的健康和重要性。这种不合理的认知可能会导致男性忽视自己的健康状况而出现一些潜在的健康问题，如前列腺炎、阳痿、早泄等。同时，这种思想也会对男性的心理健康造成不良影响，甚至出现一些精神问题，如焦虑、抑郁等。

综上所述，"一滴精，十滴血"这个说法虽然在社会中比较流行，但是没有任何科学依据。相反，这种思想会对男性的健康和心理造成不良影响。因此，我们应该尽可能普及正确的生理和医学知识。

通过以上详细的讲解大家应该有了正确的认识，俗语虽然蕴含一定的科学道理，但绝不能单凭字面意义去理解，而要结合实际去分析，有选择性地接受。毕竟古代的人缺乏科学知识，只能通过自身的多次实践，对某个事物进行归纳总结，有时候过于片面，甚至还会为了强调重要性而夸大其辞。因此，俗语不是不能信，而是要在掌握科学知识的前提下，汲取精华，剔除里面的糟粕部分。

（杜俊华）

男人的 ^的
健康课
—— 帮你远离
泌尿、男科疾病

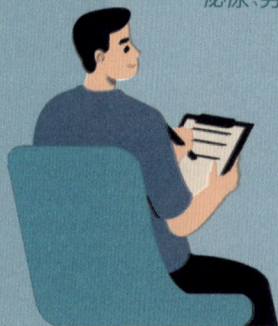

MEN's
HEALTH
CLASS

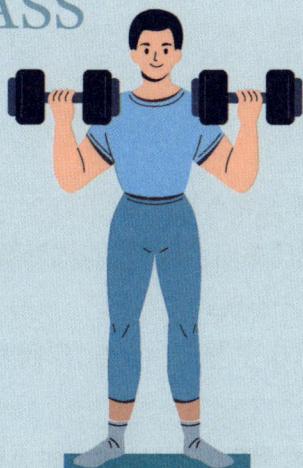

4

第四章

关于生殖医学

第一节

尿道流脓，
影响生小孩吗

周六下午，某中心医院泌尿外科专家王医生如往常一样在看门诊。一对青年男女推开门，一前一后进入诊室，女青年特意把门关闭。小伙子拘谨而腼腆，电脑上患者信息显示17岁。女青年稍长，估摸二十出头。

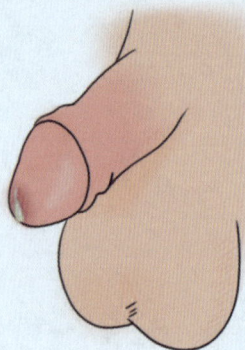

王医生让小伙子坐下，问道"你哪里不舒服？"

小伙子瞟了女青年一眼，"我下面流黄色的水。"

王医生立即知道所谓的下面是哪里。把小伙子领进检查室，让小伙子褪下内裤，发现小伙子的阴茎头被黄色的脓痂覆盖，内裤上也有黄色的污渍。

"多久了？"王医生问道。

"3天。"

"你是学生？"

"不是，工作了，在酒吧上班。"

"有找过小姐吗？"

"没，没有，只是和酒吧里的小姐姐有过接触。"

"什么时候？"

"一个星期前。"

王医生用无菌棉签取了部分脓液放置在培养试管中，又取了部分脓液在载玻片上做了一个涂片。然后示意小伙子穿好裤子。

望着对面的小伙子和女青年，王医生说，"这是淋病，准确地说是由淋球菌引起的尿道炎,是一种性传播疾病。"

"可是,我没有啊! 而且,那天他也没射在里面!"女青年辩解道。

"你可能只是没有症状,也建议你去找妇科医生检查一下!"

女青年的脸上瞬间露出羞愧的表情。

"有得治吗? 会影响生小孩吗?"女青年和小伙子同时问道。

一、什么是尿道炎

尿道炎是一种常见的泌尿生殖系统感染,大部分尿道炎由大肠埃希菌(又称大肠杆菌)引起,通常是在抵抗力下降时,外界细菌侵入尿道引起,与性接触没有关系,部分尿道炎可以通过性接触(阴道、口腔和肛门性交)引起。临床上通常将性传播尿道炎分为淋球菌性尿道炎和非淋球菌性尿道炎两类。

二、淋球菌性尿道炎和非淋球菌性尿道炎的相似之处和不同之处

1. 相似之处 淋球菌性尿道炎和非淋球菌性尿道炎均为由性传播疾病引起的尿路感染。在临床表现上,淋球菌性尿道炎和非淋球菌性尿道炎的男性患者都有排尿疼痛;女性患者多数无症状,但有传染性。淋球菌性尿道炎和非淋球菌性尿道炎都可通过拭子测试和尿液测试进行诊断。此外,两者都可使用抗生素进行治疗。而且,淋球菌性尿道炎和非淋球菌性尿道炎可能同时发生于同一患者。

2. 不同之处

淋球菌性尿道炎和非淋球菌性尿道炎的区别

	淋球菌性尿道炎	非淋球菌性尿道炎
病原菌	奈瑟淋球菌	沙眼衣原体、解脲支原体、生殖支原体和阴道毛滴虫
感染潜伏期	2~5 天	2~3 周
症状发生	突发	逐步加重
男性典型症状	尿道流脓	无症状患者比例 20%~50%,尿道刺痛,尿道白色稀薄液体

三、为什么女性感染淋球菌没有症状

大多数女性感染淋球菌无症状，但当出现症状时，可能包括非特异性阴道分泌物、月经间期出血、排尿困难、下腹痛和性交痛。宫颈检查可能显示黏液脓性或化脓性宫颈分泌物和非接触性宫颈出血。

四、淋球菌感染的原因和方式

淋病风险增加相关因素包括：多个性伴侣，或更换新的性伴侣；无保护措施（避孕套）的性生活；与淋病患者密切接触；性活跃的年轻人；卖淫、嫖娼人群。

淋病的传播方式

1. **阴道性传播**　①从男性淋病患者到女性无病患者的传播。如果有射精，女性感染淋病的可能性是 50%~70%；如果无射精，则感染率降低。②从女性淋病患者到男性无病患者的传播。男性阴茎每插入阴道一次，感染风险约为20%；在插入阴道 4 次或更多次后，感染风险增至 60%~80%。

2. **其他方式的性传播**　包括口 - 生殖器接触传播、接吻传播和口 - 肛门接触传播。

3. **垂直传播**　当母亲患有淋病在围生期没有得到有效治疗时，可能在阴道分娩期间，将淋病传播给婴儿。

五、淋病影响生育吗

所有的尿道炎如果不及时治疗，对男女双方的生育能力都可能带来不良影响。女性尿道炎会引起盆腔炎性疾病，继发输卵管瘢痕形成和输卵管堵塞，从而影响生育能力。此外，未经治疗的性传播疾病感染女性，发生异位妊娠的风险也较高。未经治疗的男性尿道炎也可能导致不育症，主要原因是尿道炎继发急性附睾睾丸炎，形成睾丸脓肿和睾丸梗死。继发慢性附睾睾丸炎可能导致附睾和睾丸功能永久性损害，继发不育和 / 或性腺功能减退。此外，研究发现，解脲支原体可能损害精子的运动和 DNA 凝聚。因此，尿道炎应及早、充分治疗，

以预防男性和女性的晚期后遗症。

六、如何治疗淋病

1. 对于无并发症的淋球菌性尿道炎,推荐头孢曲松 500 毫克单次肌内注射,是可靠而有效的治疗方法。若无法使用头孢曲松肌内注射,可选择头孢克肟 800 毫克单次顿服作为替代方案。

2. 如果不能排除是否合并沙眼衣原体感染,建议同时口服多西环素 100 毫克 / 次,每天 2 次,共 7 天。如果妊娠期间感染沙眼衣原体,建议使用阿奇霉素 1 克单次顿服。

3. 推荐性伴侣同时治疗,可采用单次口服头孢克肟 800 毫克;如果考虑合并沙眼衣原体感染,建议联合口服多西环素 100 毫克 / 次,2 次 / 天,共 7 天,或单次口服阿奇霉素 1 克。

（王欢）

第二节
男人巴掌大的地方
掌控着天大的事情

男性生殖系统

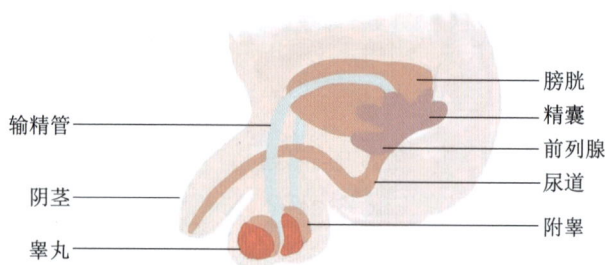

输精管

阴茎

睾丸

膀胱

精囊

前列腺

尿道

附睾

接近门诊尾声,小王怀着忐忑不安的心情悄悄坐在我对面,从他闪烁不定的眼神,看出了问题端倪,小王低声对我说:"张医生,我是不是没救了,我腰子不好,省城的私人医院基本看遍了,还有民间老中医的药也吃了几十副,花了几万元也没见效果,我该怎么办?"看着小王着急的眼神,我既好气又无奈,这是我一个下午门诊上碰到的第 3 个同样的患者及同样的问题,我很耐心地说:"你哪里不舒服,第一次到我们医院吗?"小王说:"是的,自己的病难以启齿,我在网上搜了半天,公立医院没有宣传,我都不知道你们医院可以看,我点开私人医院的网站想了解一下,第二天好几家医院给我打电话,我就抱着试一试的态度去了,做了很多检查,并且治疗了几个周期,但是没有达到预想的效果……"

在门诊每天都会碰到不少这样的患者,其中一部分患者为心理疾患所致,本来就对生殖系统没有详细了解,在网络上自行查阅及部分"专家"的误导下,使患者陷入恐慌畏惧中,浪费金钱及大量时间一直在证明自己是否有病,自行胡乱服药,甚至出现重金属中毒导致肾功能衰竭,而超过 1/3 患者往往不需要药物治疗,更需要心理疏导及对疾病的正确认识。下面首先给大家简单科普一下男性生殖系统的解剖及功能,让大家对男性生殖系统功能进行系统性了解,少走弯路。

　　男性生殖系统包含外生殖器和内生殖器两部分，外生殖器包括阴囊和阴茎，内生殖器由睾丸、输精管道（附睾、输精管、射精管和尿道）和附属腺（精囊腺、前列腺、尿道旁腺、尿道球腺）组成。

一、外生殖器

　　阴茎扮演"命根子"的角色，不光负责排尿，还是传宗接代的秘密武器，为人类繁衍做出了杰出贡献。它是由三条长柱状的海绵体及包裹在外面的筋膜及皮肤构成的。副交感神经控制勃起使阴茎动脉血管扩张，同时使静脉管腔闭合，由于静脉回流受阻，阴茎海绵体和尿道海绵体会充血膨大，从而发生勃起。

　　阴囊是男人脆弱的"小宝贝"，阴囊好比分为左右两侧的口袋，每侧装着睾丸、附睾及部分精索，通过自动收缩及松弛调节温度，为精子生成提供舒适的环境，所以说，在日常的生活中，一定要保护好阴囊，一旦让它受伤了，后果不堪设想！

二、内生殖器

　　睾丸是男人荷尔蒙的发电厂，也是精子的加工厂，最大的功能莫过于生产精子、分泌雄激素，能孵化成千上万的精子大军，生产令男人更加威猛的雄激素，为男人的生长发育保驾护航，维持着男性胡须、喉结、骨骼肌的发育。

　　拿上望远镜也看不见的附属腺，前列腺为附属腺部门最大的"老板"。前列腺位于直肠的前面，前列腺底部与膀胱紧密相连，包绕尿道起始部与膀胱出口相连，形状像个栗子。附属腺可分泌前列腺液，是精液的重要组成部分，约占精液总量的1/3，来激发精子活力，从而促进受精卵形成，在男性生育中起着重要作用，同时参与尿道内括约肌的构成，可控制排尿。

　　精囊是"爱的营养师"，主要功能是分泌组成精液的液体，这种液体能营养、稀释精子。

　　尿道球腺与尿道旁腺是"爱的润滑剂"，是一对犹如豌豆大小的腺体，当大脑发出性冲动信号时，它就会分泌出一种清亮而黏稠的液体，在性生活中起到润滑的作用。

三、复杂的管道系统

附睾是精子的催熟加工厂，既能贮存精子，又能分泌附睾液，液体中含有酶和营养物质，促进精子的成熟。

输精管和射精管是输送精子细长、弯曲的小通道，尿道是尿液和精子的天然大通道。

男性生殖系统每一个小器官都各司其职，与传宗接代息息相关，男性私密处出现临床症状切勿大意，不要因难以启齿错过最佳治疗时间，否则会悔恨终生，早发现、早预防、早治疗，小器官、大秘密、大事件，我们应该正确呵护和关爱无时无刻不在"默默工作"的它们。

男性生殖系统是男人传宗接代的器官，任何一个地方出现问题都将影响其生活质量，导致男人自信心受到打击，甚至婚姻出现危机导致家庭破裂，所以关爱男性健康人人有责。

（张栋邦）

第三节

经常熬夜，
会不会影响生孩子

当前社会公认的三大健康标准包括充足睡眠、均衡饮食和适当运动，但令人吃惊的是，我国目前有一个庞大的睡眠不足的群体，人们对于睡眠的关注远远少于饮食和运动。

在生活节奏大大增快、各种诱惑不断增多的今天，我们已经不可能像古人一样"日出而作，日入而息"。尤其是现代人普遍保持着"熬最深的夜，吃最好的夜宵"等自杀式养生的状态，年轻人有几个不熬夜的？早早睡还会让同龄人嘲笑"老年作息"，但是年纪轻轻的，要孩子也是正经事儿呀，熬夜和生育力之间，究竟有什么关系呢？

一、生育力影响因素

（一）怎么判断生育力

体现生育力强弱的最直观指标就是精液质量。我们主要看以下几个参数。

精液量：单次射精，精液量达到 2 毫升以上为正常。

精子浓度：每毫升精液含 2 000 万个精子为正常。

精子活动力：活动力分为 a、b、c、d 四大类，a 类为快速往前运动的精子，b 类为慢速向前运动的精子，a 类大于 25% 或者 a 类加 b 类占比大于 50% 为活动力正常；c 类、d 类都属于"又懒又丧"的那种，传宗接代就别指望它们了。

精子形态：正常精子形态含量达到 4% 以上为正常。是不是很惊讶？也就是说，95% 的精子存在形态异常，也算正常范围。数值之所以设置得这么严苛，是因为对精子形态的判断标准也很严格：正常精子形状类似蝌蚪，头部是椭圆形的，中段细，尾部是直的、非卷曲的、均一的，比中段细。在精液检查中，如果见到头部为尖头、锥形头、不规则形、大头、小头、双头，中段增粗、胞浆小体过多,尾部粗短、分叉、卷曲、双尾等情况,均被视为畸形精子。

精子头部含有遗传物质,头部的缺陷对生育影响较大,胞浆小体大于精子头部的一半,意味着精子不成熟;尾卷曲可能与锌元素含量有关,其他尾部缺陷可能与无症状生殖系统感染有关。

需要注意的是,精液检查一般要进行 2 次或 3 次,综合分析才能够得出较为客观、准确的结果! 检查前最好让身体保持相对稳定的状态,没有熬夜、发热、饮酒等因素影响。

(二) 影响男性生育力的因素

廉颇老矣　尚能干否

年龄是影响生育力的重要因素,男性最佳生育年龄为 25~35 岁,而女性最佳生育年龄为 25~30 岁,随着年龄的增长,生育能力会有所下降。

生育力的强弱,也可以从夫妻备孕时间看出明显的差别。调查研究显示,男性年龄小于 25 岁且性生活和谐的夫妻,所需要的平均备孕时间为 6.4 个月;男性年龄超过 45 岁后,所需要的平均备孕时间为 31.3 个月。并且,男性在 25~35 岁时,其精子形态正常的比例更高,超过 35 岁后,精子形态畸形的比例会增高,严重影响男性的生育力。

(三) 不良生活习惯

烟雾袅袅　精子弱小

2018 年,中国性学会进行了一项吸烟与生育的关系调查,在参与受访的 4 364 名不育患者中,吸烟者占 54.86%。

烟草中的多种物质都有毒性作用,不仅影响男性的精子质量,有研究显示,母亲在怀孕期间吸烟,也会影响男孩子以后的精液质量。

推杯换盏　易出缺陷

酒精中的乙醇和乙醇代谢物会影响人体下丘脑、性腺、垂体功能,从而影响睾丸的生精能力,且长期过量饮酒会影响胚胎质量,造成孩子出生缺陷及染色体异常等情况。

给"蛋蛋"一个容身之所

睾丸是产生精子的主要场所,这么重要的部位,是否需要好好保护起来呢? 其实对睾丸来讲,比较合适的温度为 35~36℃。

在生理构造上,男性的睾丸在体外,适应相对低温的工作环境,外界温度变化时,睾丸可通过阴囊皮肤的皱起和松弛,自行调节睾丸的温度。

如果有经常泡热水澡、穿紧身裤、跷二郎腿或久坐等不良习惯,会使阴囊长时间处于高温状态,精索静脉局部血液循环功能下降,导致静脉迂曲怒张,患精索静脉曲张风险增加,会损害睾丸生精功能,引起精子质量下降,导致少精子、弱精子甚至无精子、精子畸形等情况的发生概率增大。

二、熬夜给我们的身体带来什么

不要认为熬夜只是让你的皮肤粗糙、暗沉、长痘痘、黑眼圈和一点点疲劳而已。身体很诚实,它可能会掩饰,但不会说谎。

1. 注意力和记忆力减退　有过熬夜备考经历的人都有这样的体验:越想通过熬夜记住的东西,越是记不住。这是因为记忆是远离刺激后的脑内后续信息加工处理过程,而睡眠对记忆能力的储备十分重要。

2. 褪黑素形成受到抑制　缺少褪黑素会增加罹患乳腺癌、前列腺癌等疾病的概率。

3. 引发肥胖　熬夜导致机体饥饿激素分泌升高,食欲增强,进而摄入更多的热量。

4. 免疫力下降　熬夜后更容易罹患感染性疾病,可能是因为睡眠不足影响人体免疫力。虽然具体机制不明,但最新研究发现控制生物钟的基因可能和某些免疫细胞密切相关。

5. 患心脏病、脑卒中风险增加　熬夜人群较正常人群发生脑卒中的风险增加 5%、心肌梗死的风险增加 23%。

6. 精神问题频发　睡眠不足者夜间交感神经兴奋,出现抑郁、焦虑的可能性比正常人高 5 倍。

总之,熬夜带来的健康问题正以你看不见的姿态慢慢介入你的生命,若不加以重视,于你而言,长期熬夜很可能等于慢性自杀!

三、熬夜对生育的影响

那么,言归正传,熬夜对生育的影响,究竟能有几何呢?

1. 熬夜影响精子质量　睡眠不足会破坏激素平衡,产生许多不利影响,包括使精子数量减少、精子活力及质量降低。

2. 熬夜导致精神压力　睡眠不足与压力或焦虑感经常并存。睡眠不足也会使人情绪低落,这种烦躁情绪可能会损害其与伴侣的关系,对夫妻生活造成影响。

3. 熬夜导致其他健康问题　睡眠不足的人罹患心血管疾病、糖尿病和肥胖症的风险增加,这些情况可能会对生育能力产生不利影响。

4. 熬夜会影响排卵　睡眠会影响女性的生殖健康。睡眠不规律会影响女性黄体生成素的释放,导致月经和生育能力异常。

由此可见,熬夜让"佳期有约"变得更难。生育或受孕的先决条件是精子与卵子的结合,熬夜导致性爱频率下降,精子与卵子只能在两个平行时空里独自哀伤、默默垂泪、无法相交。

最后给备孕期的男性一些忠告。

> 按时作息养精蓄锐,棋逢对手夫妻捉对。
> 浓情蜜意无须拘谨,提刀上马不要墨迹。
> 月排一卵何其珍贵,炮发十次增加机会。
> 适量运动精益求精,果蔬优蛋营养齐备。

(潘运高)

第四节

便便与男性不育
那点儿事儿

一、病例故事

患者李先生没别的爱好，就喜欢吃，尤其钟爱高糖、高脂的食物，因此平常也会有肠胃不适、大便不畅等症状。转眼间，李先生已到了生育的年龄，与爱人努力了 1 年多，也没个结果，李先生着急了，来医院检查精液，发现精子浓度和活力均轻度异常。李先生慌了，赶忙找到男科刘医生，刘医生仔细询问李先生情况后，告诉他不要慌，让李先生回去改善饮食习惯，停止高脂饮食，并适当摄入酸奶、益生菌等改善肠道环境，保持大便规律通畅。李先生感到很困惑，纳闷道："我这是不育问题，你让我改变饮食与大便习惯，管用吗？"虽然心里很疑惑，但李先生还是照做了，开始了健康的饮食习惯，排便情况也明显改善。让李先生没想到的是，3 个多月后，他回到医院复查，精液结果居然全部正常了，并且后来成功和妻子有了宝宝，开始了幸福的生活。那么便便与男性不育真的有关系吗？李先生的情况听起来虽然奇妙，但也是有科学依据的，下面我们为您科普一下其中可能的原理。

二、男性不育的病因

男性不育是指育龄夫妇有规律性生活且未采取避孕措施，由男方因素导致女方在 1 年内未能自然受孕。据世界卫生组织（WHO）估计，全球有 15% 育龄夫妇存在生育问题，其中男方因素约占 50%。目前，许多因素会影响男性生育能力，例如饮食习惯、心理压力、病原体感染、肠道微生态失衡等。今天我们就重点来聊聊大便中的肠道微生物与男性不育那点儿事儿。

三、肠道微生物与人类疾病

提起大便,人们往往会感到不适,然而近年来随着高通量测序的快速发展,许多研究发现,人和动物粪便中存在着各种各样的微生物,而这些微生物与疾病的发生发展密切相关。与所有哺乳动物一样,人类也携带着多种共生微生物,主要存在于胃肠道,也存在于皮肤、呼吸道、阴道等处。人自出生以来,微生物的基因和产物就在体内定居,并垂直传播。人类微生物组计划的研究成果证明,肠道菌群与人类健康和疾病状态密切相关,比如中枢神经系统疾病、心血管疾病、泌尿生殖系统疾病等。

四、肠道微生物与男性不育

研究表明,肠道菌群可在多个层面影响男(雄)性生殖能力。泌尿外科学权威杂志 *European Urology* 上的一篇文章首次报道了人类肠道微生物在男性不育中的作用机制,探讨了不育症男性患者生殖道和胃肠道的微生物群落特征,并确定了一些可能与精子发生相互作用的显著差异物种。将高脂饮食干预的小鼠的粪菌液灌胃给普通饮食的小鼠后,普通饮食小鼠精子数量和活力显著降低,肠道内免疫细胞如 $CD3^+T$ 细胞和巨噬细胞的浸润比例增加,附睾组织炎性因子表达上调,这提示肠道菌群失衡可能通过诱导内毒素血症进而促进附睾炎症,最终导致精子发生障碍。在高能量饮食诱导的代谢综合征绵羊模型中,肠道菌群失调使血清胆汁酸水平降低,阻碍了脂溶性维生素 A 在肠道 - 睾丸轴的运输,睾丸中维生素 A 缺乏导致精子发生障碍。该研究通过多组学技术联合分析,揭示了机体的肠道菌群、代谢产物和睾丸发育等方面的密切联系,发现了代谢紊乱诱发雄性生殖力下降的肠道 - 睾丸轴新机制,为代谢紊乱引发的生殖系统疾病的防治提供了新的视角。此外,褐藻寡糖可以增加肠道中有益菌群的含量、减少有害菌群的含量,来调控精子的发生,提高雄性生殖能力,这项研究发现了一个将肠道菌群与调控精子发生联系起来的机制,为通过调控肠道菌群改善精液质量来治疗男性不育提供了依据。

五、肠道微生物调控治疗男性不育的机制与展望

肠道菌群结构分布改变引起的免疫系统激活不仅会导致睾丸和附睾炎症，还会与胃肠激素一起诱导胰岛素抵抗，进而影响黄体生成素、促卵泡激素、睾酮等多种性激素的分泌，调节精子发生过程。肠道菌群可以通过调控和代谢雄激素以及改变血睾屏障来影响精子发生。此外，精液菌群和肠道菌群可以相互作用影响男性生殖功能。通过补充益生菌、益生元和移植粪便菌群等方式可以改变宿主原有的肠道菌群结构分布，已被证明是男性不育的潜在治疗方法，这些方法在未来一定会得到更好的推广和运用，让我们一起期待。

（潘阳）

第五节
何为输精管缺如

一、病历摘要

40 岁的张某,婚后 10 年未育,性生活正常、与配偶无分居史、未避孕、配偶检查无异常,在家人的催促下来医院就诊,精液常规检查 3 次未见精子。查体:双侧输精管未触及。诊断:双侧输精管缺如。治疗:应用辅助生殖技术,其配偶成功受孕。

二、疾病介绍

(一) 什么是输精管缺如

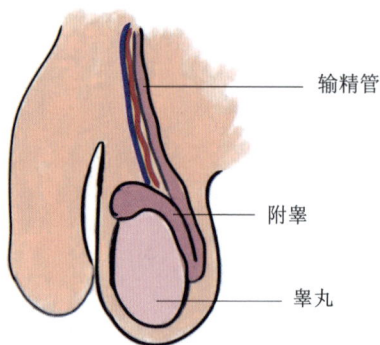

- 输精管
- 附睾
- 睾丸

不育原因中来自男性因素占 20% ~25%,在男性不育患者中,先天性双侧输精管缺如(CBAVD)因素占 1% ~2%。输精管缺如可以分为单侧输精管缺如和双侧输精管缺如,单侧输精管缺如的部分患者有可能自然生育,而双侧输精管缺如的患者不能自然生育,但是通过辅助生殖技术可以达到生育后代的目的。卵胞质内单精子注射(ICSI)是指在显微镜下将经过处理的单个精子直接注入卵子的细胞质内受精,培养成胚胎再移植入女方宫腔内从而达到妊娠目的的技术,解决了男方因素导致的精卵结合障碍,可提高受精成功率。

(二) 输精管缺如形成的原因

输精管缺如最早于 1755 年被发现,其遗传学特点到了 20 世纪 80 年代才引起人们的关注,认为输精管缺如的发生与囊性纤维化跨膜传导调节因子(CFTR)基因突变有一定的相关性。也就是说,输精管缺如与囊性纤维化(CF)有关。囊性纤维化是欧罗巴人种中常见的一种常染色体隐性遗传疾病,属于孟德尔隐性遗传类型,在美国发病率为 1/2 500。1989 年学者克隆了囊性纤维化相关的遗传缺陷基因,并将此命名为 CFTR。输精管缺如目前认为是 CFTR 基因温和突变的结果。

(三) 输精管缺如的诊断依据

输精管缺如患者的诊断以往主要依靠临床查体结合精浆生化检查获得,查体时通常会根据附睾的大小及连续性判断附睾是否异常,存在梗阻因素的附睾会变得饱满并且张力增高,若完全缺如则提示输精管缺如的存在。在精索的后方可以触及正常的输精管,有学者形容之为平直、坚硬、圆形的意大利面状结构,如果未触及该结构,则提示输精管缺如。精浆生化检查也是很重要的诊断指标,输精管缺如患者的精液量通常 <2 毫升,pH 值降低,果糖为阴性,精液中不能发现精子。输精管缺如患者常合并精囊缺如,而精液的主要成分是由精囊腺产生的,精囊腺分泌液决定精液量、果糖浓度和精液酸碱度,故输精管缺如患者的精液量和果糖浓度明显降低,且其 pH 值呈酸性。但输精管缺如患者的睾丸大小通常与正常人无异,卵泡刺激素、黄体生成素、睾酮等也在正常范围内。

(四) 输精管缺如的鉴别诊断

由于输精管缺如是一种先天性发育异常,存在多样性,有时易与后天获得性梗阻性无精子症混淆。输精管造影可以全面显示输精管道情况,但是其为侵入式有创检查,有输精管道炎症、医源性梗阻等相关风险,临床推广应用困难。超声检查不仅能鉴别诊断梗阻性无精子症与非梗阻性无精子症,也能发现梗阻性无精子症的病因。高频超声检查能很好地显示近段输精管道的结构,评估附睾与输精管阴囊段的形态、回声及特征性扩张方式,对于诊断输精管缺如和判断其缺失部位有着重要意义。

随着辅助生殖显微操作技术的快速发展,针对输精管缺如患者进行显微取精联合 ICSI 治疗的临床应用日趋广泛,为男性不育患者带来了生育希望。

(徐辉)

第六节
阻碍从戎之梦的
精索静脉曲张

又到一年一度的征兵季,许多有志青年怀揣着"白衣红心立志从军,携笔从戎报效国家"的梦想,踊跃参军,报效祖国。但是,在体检这一关,有不少青少年因为小小的精索静脉曲张而被淘汰,非常令人烦恼。那么精索静脉曲张到底是一种什么疾病? 对人体的危害有多大? 本文针对精索静脉曲张进行答疑解惑。

一、征兵对精索静脉曲张有什么要求

《应征公民体格检查标准》中第一章外科第十二条就是针对精索静脉曲张的标准要求。

第十二条:脉管炎,动脉瘤,中、重度下肢静脉曲张和精索静脉曲张,不合格。下肢静脉曲张,精索静脉曲张,空降兵不合格。

军人日常需要长期站立,并进行高强度训练,这样会使精索静脉更加增粗、迂曲,使病情加重,导致患者症状明显,影响军人的军旅生涯。

二、什么是精索静脉曲张

精索静脉曲张是一种血管性病变,指精索内蔓状静脉由于各种原因引起的回流不畅或静脉瓣关闭不全,从而导致静脉回流受阻,精索静脉扩张、伸长和迂曲,外观呈蚯蚓状改变,好发于左侧,伴有阴囊疼痛不适及睾丸功能减退。

三、精索静脉曲张高发人群

精索静脉曲张好发于 20~30 岁的青壮年,精索静脉曲张发病率为 10%~15%,而在男性不育患者中精索静脉曲张发病率为 35%~40%,以左侧多

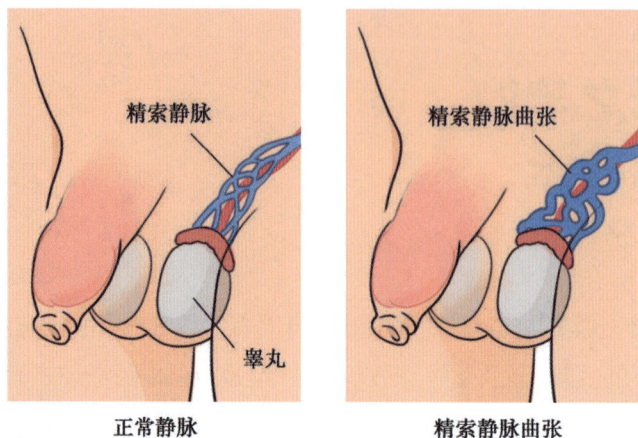

精索静脉　精索静脉曲张

睾丸

正常静脉　精索静脉曲张

见且更严重,双侧精索静脉曲张发病率为 17%~22%,单纯发生于右侧的少见。

四、精索静脉曲张患者常见症状及分类

大部分精索静脉曲张患者无明显临床症状,多数是在体检时发现。精索静脉曲张的典型症状是站立久后出现一侧阴囊下垂,患者有阴囊坠胀、坠痛感,阴囊内可触及蚯蚓状曲张静脉团块。此外,部分患者也可伴有腹股沟、下腹部、会阴部放射痛,在劳累、行走、站立过久后上述症状加重,休息、平卧后症状减轻或消失。

原发性精索静脉曲张多见,休息、平卧后患者症状减轻或消失。值得注意的是继发性精索静脉曲张,与肾静脉受压或下腔静脉阻塞等有关,患者平卧位时精索静脉曲张不缓解,遇到这种情况,可进一步检查排除肾脏肿瘤、左肾静脉压迫综合征等疾病。

五、精索静脉曲张的危害

1. 男性生育能力下降　40% 的男性不育症患者有精索静脉曲张。为什么精索静脉曲张会导致不育?因为睾丸生精需要的环境温度为 35.0℃,而精索静脉曲张后阴囊局部温度升高,不利于生精。

2. **男性性功能障碍** 部分精索静脉曲张患者，经久不治，会出现性欲低下、性快感下降、性生活痛、勃起功能障碍、早泄等性功能障碍。

3. **心理影响** 因担心或焦虑伴发神经衰弱，引起情绪反常、乏力、失眠等。

六、发现精索静脉曲张后如何就医

患者应去泌尿外科门诊就诊，进行查体，可以发现阴囊内曲张静脉。医生会安排患者进行阴囊超声检查、精液分析、睾丸容积测定。对于轻型患者，超声检查时应用瓦氏（Valsalva）试验，即让患者站立位，用力屏气增加腹压，使血液回流受阻，显现曲张精索静脉。精索静脉曲张也有轻重之分，按曲张程度可分为 4 级。①亚临床型：在休息或行 Valsalva 动作时，无症状或者无法看见曲张精索静脉，但可通过超声检查发现。② I 度：触诊不明显，但在行 Valsalva 动作时可以触及曲张精索静脉。③ II 度：外观无明显异常，触诊可及曲张精索静脉。④ III 度：视诊及触诊均明显，曲张精索静脉如蚯蚓团状。

七、如何治疗精索静脉曲张

精索静脉曲张的治疗分为保守治疗和手术治疗。

1. **保守治疗** 适用于轻症和精液质量不变化的患者，包括穿紧的内裤或阴囊托，避免剧烈运动，可以口服迈之灵片等药物改善血流。

2. **手术治疗** 适用于中、重度患者，精液质量有变化和保守治疗无效者。手术方式包括开放手术、腹腔镜手术和显微镜手术。

（周卫东）

第七节
男性一生健康的重要因素
——雄激素

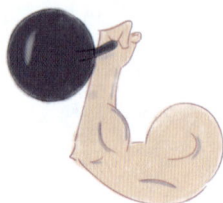

　　王先生是一名大型外企公司的职员,进入工作岗位后兢兢业业,可谓一帆风顺,三十而立的他,却一直有件大事没有办成,让他忧心忡忡。原来前几年就和自己的妻子计划要一个宝宝,无奈两年多了妻子的肚子一直没有动静。半年前,王先生因检查出自己的精子活力偏低、精液不液化,便来到男科就诊,经过陈主任的悉心调理,他的精子质量较前大为改善,已经达到正常值的标准,精液也完全液化。可让他感到困惑的是为什么性激素检查结果显示自己的雄激素水平仍然处于正常低值,难道真的是雄风不再如当年了吗?

　　男人的雄激素为什么会偏低? 其实,每个男人雄激素的分泌就像身高一样,虽然都在正常范围内(1.75~7.81ng/mL),但数值却各不相同,可以从先天因素与后天因素、生理性与病理性等方面综合考虑。首先要评估每个人的先天条件,因此,陈主任要求每位医生在患者进入诊室看病的时候观察其体型、步态、举止。通常体型矮胖、颈项短粗、喉结不显、皮肤细嫩的男性为先天性的雄激素过少。这时候就需要向患者解释,由于先天因素所导致的不同,就如同马路上行驶的小汽车,在出厂的时候排量就各不相同,但是没有关系,在合适的马路上行驶,就能将车子的功能发挥到极致。然后要了解他们的后天环境,所有不良的生活习惯、工作方式,以及饮食等,都会影响雄激素的分泌。如果正常男性工作压力过大,爱吃辛辣、油炸食品,喜欢吸烟,因为不运动导致肥胖,都会使睾酮分泌减少,因此,一定要保持良好的生活习惯。

一、什么是雄激素

　　激素是一类由内分泌细胞合成且具有信息传递作用的化学物质,可作用于组织细胞,调节多种新陈代谢、生长发育等生理过程。

雄激素是睾酮、雄烯二酮和去氢表雄酮等的统称，也是男性体内最重要且分泌量最多的激素。约95%的雄激素来源于睾丸（睾酮），另有约5%的雄激素来源于肾上腺。

二、雄激素水平高低对男性的影响

首先，雄激素是一个男孩成长为一个男人所需要的关键激素，在男孩青春期发育过程中是不可或缺的。

青春期的男性，睾丸在促性腺激素的刺激下合成并分泌大量睾酮。在睾酮的作用下，第二性征开始发育，包括骨骼和肌肉的发育、喉结和阴茎的增大等。此外，睾酮可促进阴茎、阴囊、前列腺等性器官及生精细胞的发育和成熟，促使精子产生。因此，如果男性在青春期睾酮分泌不足，就会影响性器官的正常发育，同时也会影响精子的产生。

睾酮在第二性征的维持上也起着重要作用。睾酮能使人体的肌肉发达、骨骼健壮。若睾酮分泌不足，则男性在青春期发育中无法出现或维持第二性征，继而出现女性化特征，包括发音变细、皮肤细嫩、身材矮小和肌肉无力等。

睾酮在男性青春期发育过程中还可以直接刺激骨髓造血干细胞，促进免疫系统发育，提高免疫力。因此，若男性在青春期睾酮分泌不足，则容易出现抵抗力差、贫血等问题。

其次，在中老年时期，随着年龄的增长，男性体内的睾酮水平逐渐下降。当睾酮下降到一定程度，会导致机体脂肪组织（尤其是内脏脂肪）增加，出现超重。并且可能进一步导致机体对具有抑制脂肪合成、促进脂肪分解和能量消耗、降低食欲及减少进食量作用的瘦素不敏感，从而发生瘦素抵抗，使肥胖加重。

三、雄激素的作用

1. 刺激男性性器官发育　雄激素可促进精子发生和雄性第二性征的发育，刺激男性性征（如胡须、阴毛）的出现，维持男性的性欲。

2. 决定生殖器官的分化　雄激素可使外生殖器分化成阴茎，如果胚胎时期缺乏雄激素的刺激，原始生殖器就会向女性型转化。

3. 维持男性性功能　男性的生理欲望、兴奋的发生和勃起能力，都需要雄激素作为动力。

4. 促进骨骼生长　在青春期，雄激素刺激肌肉及骨的生长，促进蛋白质合成代谢，使身高和体重快速增长。

5. 增加基础代谢　雄激素可刺激红细胞生成，促进细胞的合成代谢。正常情况下，成年男性血睾酮水平一般为 9.45~37.45nmol/L。

6. 雄激素对女性来说也非常重要　雄激素并非男性的专属，不过相对男性来说，女性体内的雄激素水平比较低，大概只有男性的 10%，主要产生于卵巢和肾上腺。虽然含量小，但是具有非常重要的作用，雄激素是女性雌、孕激素的合成原料，刺激红细胞生成，对外阴发育、肌肉维持等有着重要作用。

四、雄激素是加油剂，如何补充

1. 注重饮食管理　男性的日常饮食要注意保持营养均衡，适当增加蛋奶类、海鲜制品等，有助于体内雄激素的合成。不建议男性长期素食、酗酒及暴饮暴食等，这些不良习惯会让雄激素合成受到影响。

2. 少熬夜，维持和谐的性生活　我们都知道，雄激素是由睾丸产生的，适当地进行性生活，对于睾酮释放及维持体内雄激素水平具有重要意义。

3. 深蹲、提肛运动　进行盆底肌训练或是会阴部肌肉锻炼，可以改善男性私处组织的血液循环，促进睾丸内雄激素的生成和释放。

4. 保持良好的情绪　长期处于焦虑、抑郁等不良情绪中的男性，会出现明显的雄激素缺乏现象。对于男性而言，在中年时期出现雄激素过低的情况，很可能是更年期来了。当感觉不适症状特别强烈且严重影响生活时，请及时就医。

（殷杰）

第八节
PM_{2.5} 与男性健康

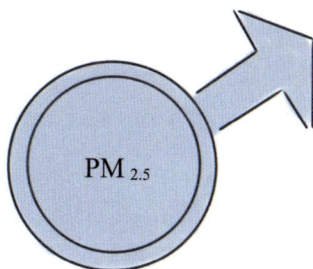

一、健康故事

星期五上午，医院男科门诊来了一位李姓小伙，主诉结婚 3 年，其妻一直未怀孕，来医院检查精液质量，经检查发现患者精子存活率较低、精液液化时间延长。患者诉性生活正常，体格检查及各项化验亦未发现异常。经过询问得知，李先生为一家大型设计院的中层干部，平时喜欢跑步，每天早晨都会长跑数公里，即使雾霾天也不例外。门诊专家向李先生介绍，雾霾天跑步不利于身体健康，甚至会影响精子的质量，建议患者备孕期间选择其他健身方式，另外，辅以中药清热利湿治疗。李先生遵医嘱执行 3 个月后，复查精子质量正常。

二、健康知识

大家都知道，雾霾中含有大量的 $PM_{2.5}$。$PM_{2.5}$ 为英文 particular matter 2.5μm 的缩写，中文翻译为直径小于或等于 2.5 微米的悬浮颗粒物。比如我们的头发丝直径为 70 微米，$PM_{2.5}$ 大约为头发丝的 1/28，这样小的颗粒物可以通过呼吸到达我们的肺泡，再进入身体血液里。虽然 $PM_{2.5}$ 只是地球大气成分中含量很小的组分,但它与较粗的大气颗粒相比,粒径小,含有大量的有毒、有害物质,且在空气中的停留时间长、随风飘散距离远,因而对人体健康和大气污染影响更大。$PM_{2.5}$ 是雾霾中最主要的有害物质。

(一)$PM_{2.5}$ 的来源

$PM_{2.5}$ 的来源主要包括两部分,一部分是人类活动直接排放产生,占少部分,比如煤、汽油、柴油、木材的燃烧以及自然来源的风扬尘土、火山灰、森林火灾等;另一部分是人为排放的物质,如道路扬尘、建筑施工尘土、工业粉尘、厨房油烟及人为排放的某些有害气体(二氧化硫、氨气、氮氧化物、挥发性有害物质等)。他们在空气中经过化学反应转变为 $PM_{2.5}$。

(二)$PM_{2.5}$ 影响人体健康

$PM_{2.5}$ 对人体健康的影响主要包括以下四个方面。

1. 诱发哮喘、支气管炎和心血管疾病,特别对老人、小孩及心肺疾病患者影响较大。

2. 损害血红蛋白输送氧的能力,造成组织供氧不足而缺氧。

3. 致癌。其中某些成分(如多环芳烃等)是直接致癌物。

4. 影响胎儿发育,导致先天性疾病。

英国杂志《柳叶刀》发表的一项研究表明,人类精子的发育正面临 $PM_{2.5}$ 的威胁,虽然其影响很小,但对于那些备孕的人来说,这可能让他们的生活发生天翻地覆的变化。当前形势下,总体来说,人类的生殖能力在不断下降,那么 $PM_{2.5}$ 是如何影响男性的生殖能力呢?研究表明,$PM_{2.5}$ 会影响男性激素的正常分泌,从而导致性功能和生殖功能的衰退。$PM_{2.5}$ 进入人体经过血液循环后,首先影响新陈代谢最快的生殖系统,因为代谢越快的器官需氧量也越多,$PM_{2.5}$ 到达生殖系统后,一方面使生殖系统缺氧,破坏人体内固有的自由基清除系统,另一方面有毒物质直接损伤生精组织,导致精子减少、精子畸形甚至无精子,最终导致男性不育。所以说,环境污染是男性生育能力下降的主要原因之一。

三、如何应对

那么我们如何来应对雾霾中 $PM_{2.5}$ 对人体的危害呢？可以采取以下措施。

1. 雾霾天气尽量少开窗户，最好等到太阳出来 1~2 小时后再开窗户。

2. 雾霾天气外出时须戴口罩。戴口罩可以有效防止颗粒物进入体内。

3. 外出归来时，应立即清洗面部及裸露的肌肤，及时清除附着在我们身体上的霾。

4. 不要吸烟，并远离二手烟，烟雾中有大量的 $PM_{2.5}$，会对人体有直接或间接的损害。

5. 避免在雾霾天进行晨练，防止过多吸入 $PM_{2.5}$ 等。

6. 室内放置吸附能力较强的绿色植物，如芦荟、常青藤、吊兰等，也可以使用加湿器，因为湿润的空气有助于降低屋内扬尘和细颗粒物在空气中的飘浮。

7. 多喝水、多吃有助于新陈代谢的水果和蔬菜，如梨、橙子、柚子、菠菜等富含维生素和无机盐的水果及蔬菜。此外，多吃含有花青素的葡萄、含萝卜硫素的卷心菜和羊肉，对男性生殖能力有提升作用，尤其是在雾霾天较多的秋、冬季，备孕的男同胞更需要多吃。

（胡俊杰）

第九节

夫妻感情的杀手
——女性性交痛

一、诊室来了一个被气势汹汹的老婆拽来的患者

今日门诊有一位特殊患者(以下称小帅),因为他是被气势汹汹的老婆(以下称小美)拽来的,小帅看起来 30 多岁,在诊室内一直低着头,羞羞答答,不肯开口。小美说:"医生,他肯定在外面乱搞,还把外面的那些脏病带回来传染给我!!"我问:"什么脏病呢?"小美说:"每次夫妻生活过后,我会出现持续半天到三天不等的阴部、尿道烧灼不适,伴有尿频、尿急、尿痛,这两年更是出现小腹持续隐痛不适,有时候甚至波及腹股沟区及肛周,并且白天尿频,夜尿也多。而且最近我发现他早泄、阳痿,夜尿还多。我的小姐妹都说了,肯定是他在外面乱搞,感染了脏病,所以才这样的!"

二、莫名其妙的慢性前列腺炎

经过直肠指检发现小帅的前列腺稍大,有轻微的压痛,前列腺液常规检查见白细胞(+),卵磷脂明显减少,支原体/衣原体(-),前列腺彩超见前列腺增大,前列腺钙化。初步诊断为慢性前列腺炎/慢性盆腔疼痛综合征。

三、原来是女方性交痛

单独询问小帅后,小帅诉苦道:"他 1 个月才能有 1 次或 2 次夫妻生活,他想要,但小美不同意,尤其是小孩出生后,因为小美每次都喊痛或事后尿路感染不舒服好几天,自己从来没出去乱搞过,也不知道自己怎么会得这种病。"在护士的陪同下对小美进行了会阴区的查体,发现小美的尿道 - 处女膜融合,尿道

口和阴道口间距基本消失不见,尿道口稍红肿。膀胱镜下见膀胱内滤泡增生,腺性膀胱炎,膀胱三角区黏膜白斑,诊断性水扩张后见膀胱最大容量 300 毫升,洪纳(Hunner)病变,考虑诊断为间质性膀胱炎(慢性膀胱痛综合征),尿道处女膜融合畸形,膀胱白斑,腺性膀胱炎。

四、夫妻生活和谐了

小美在膀胱水扩张术+尿-阴间距延长术+经尿道膀胱病损激光烧灼术后,又经过了 10 次膀胱灌注治疗,现在所有症状都已经消失,并且夫妻生活后再也不会发生尿路感染了,她偷偷告诉医生,原来性爱可以很舒服,再也不拒绝夫妻生活了。小帅经过药物治疗及性生活指导,性生活恢复规律后现在症状也完全好转。

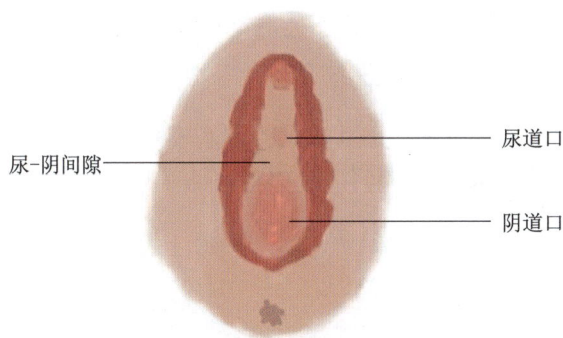

尿-阴间隙　　尿道口　　阴道口

五、女性性交痛带来的危害

性爱到底是"爽"还是"痛"一直都是个谜。有研究统计,只有约 40% 的女性享受这个过程,而剩下的一多半则认为性爱是一种煎熬,因为她们在夫妻生活过程中或之后是感觉疼痛的。这也导致了她们不愿意,或者一旦生育过后会拒绝性生活,过上禁欲的生活。这导致感情危机,二孩/三孩政策无法贯彻,也常常会导致男性患上慢性前列腺炎(目前认为规律性生活是核心治疗方案)而痛苦不已（难以医治，复发率极高，常年盆底疼痛不适）。

这种状况常发生在每次同房后，会有一部分女性出现尿路感染（尿频、尿急、尿痛）症状，还有部分女性会继发阴道炎、盆腔炎，出现疼痛不适，甚至导致之后同房时出现性交痛（阴道炎）。严重者最终因间质性膀胱炎导致膀胱挛缩从而成为马桶的"奴隶"。

拒绝同房就高枕无忧了吗？其实这只是"躲过了初一"，等绝经以后，随着雌激素减少，阴道逐步萎缩，这种情况将会再次出现，并且由于尿道口和阴道口间距过短，尿道口和肛门间距也会相应缩短，导致尿路感染风险升高。

六、性交痛发生的原理

约 40% 的女性先天性尿道口和阴道口间距过短（正常间距需要达到 1~1.5 厘米），随着处女膜破损、瘢痕修复（第一次同房）后，导致尿道下缘 - 处女膜 - 阴道上缘融合（或间距小于 0.5 厘米）。同房时尿道将会随着阴茎的插入而翻入阴道内，但阴茎退出时（由于阴茎的蘑菇头造型）则会将阴道内分泌物（有定植菌——乳酸杆菌）刮入尿道内，造成尿路感染。由于一般尿路感染都发生在同房后，故多数女性会将之归结为同房所致感染，从而拒绝同房。

七、及时治疗，还您"性福"

若发生这种情况，不要犹豫，请及时到泌尿外科进行尿道膀胱镜检查，即可发现尿道口和阴道口间距过短、间质性膀胱炎等问题，可通过手术矫形、膀胱灌注、铝激光等方式治疗，还女性"性福"生活及老公前列腺健康。

（万里）

第十节
"包生男孩"
真有其事吗

门诊经常有夫妻来问："杜大夫,我们想要个儿子,有没有什么办法? 有没有可能多吃点儿某些食物或是药物就容易生儿子?"其实"包生男孩"是一种流传于中国的古老说法,相传可以通过特殊的饮食和生活方式来提高生男孩的概率。这个传统在中国已经有很长的历史,而且至今仍有很多人相信它的有效性。但是,从现代科学的角度来看,这个说法是否真的有科学依据呢?

"包生男孩"的基本原理

有些民间传言认为,通过控制食物的酸碱度、盐分和热量等因素,可以影响精子的生存环境,从而提高生男孩的概率。例如,如果食用富含钠元素的食物,可以提高生男孩的概率;如果食用富含钾元素的食物,可以提高生女孩的概率。还有一些其他传言,如想生男孩的话,男方要避免吃含有雌激素的食物,例如牛奶和豆制品等,甚至在同房时采取一些特殊的姿势,平时多做提肛运动,选择"大仙儿"指定的日子,服用一些民间的秘方,等等。但是,从现代科学的角度来看,这些说法都是没有科学依据的。

事实上生儿生女完全是一个自然随机的过程,不是你想选什么性别就能如你所愿的。

那么为何我国男性人数比女性多出好几千万呢? 是不是真的还存在什么不为人知的秘方? 其实,造成这一现象的原因还是受我国封建社会传统思想——传宗接代要靠儿子的影响。早年间在很多落后的地方,特别是偏僻的农村地区,丢弃女婴的现象十分严重,或者是违规做了胎儿性别鉴定,发现是女孩后便做人工流产。久而久之,就造成了我们国家男多女少的现象,也给我们国家的社会稳定造成了不利影响。

生儿生女是由什么决定的呢

孩子的性别是由精子和卵子所携带的性染色体决定的,而不是由饮食和生活方式等因素决定的。此外，精子的生存环境对性别的影响也是非常微弱的，孩子的性别不能通过控制食物的酸碱度、盐分和热量等因素来改变。正常人有46条染色体，其中有2条是性染色体，男性是XY，女性是XX。精子和卵子各携带一半的染色体，因此，精子携带的性染色体可能是X染色体，也可能是Y染色体，两者出现的概率是相等的；而卵子携带的性染色体则都是X染色体。如果是携带X染色体的精子与卵子结合，则胎儿的性染色体就是XX（女孩），携带Y染色体的精子与卵子结合，则胎儿的性染色体就是XY（男孩）。由于携带不同性染色体的精子数目基本是相等的，因此生儿生女的概率也是相等的。那为何经常听说有人连生了好几个女儿或是好几个儿子？这就是一个小概率事件了。

话又说回来，目前也确实存在一个"包生男孩"的办法，即第三代试管婴儿技术，也叫胚胎植入前遗传学检测。

这项技术是在试管内让精子和卵子结合并培育成胚胎后检测其遗传物质，然后选择合适的胚胎植入母亲的子宫内进行孕育，但这项技术的使用有着非常严格的指征，是为了避免某些遗传性疾病传给后代。如果夫妻某一方存在会遗传给女性后代的遗传性疾病，为了避免这一情况的发生则会使用这一造福人类的"包生男孩"技术。

综上所述，"包生男孩"这个传统虽然在中国有着悠久的历史和文化背景，但是从现代科学的角度来看，它是毫无科学依据的。

（杜俊华）

52检